咽部和食管内镜放大观察的基础与最新发现

日本《胃与肠》编委会　编著

《胃与肠》翻译委员会　译

辽宁科学技术出版社
·沈阳·

Authorized translation from the Japanese Journal,entitled

胃と腸　第54巻第3号

咽頭・食道内視鏡拡大観察の基本と最新知見

ISSN：0536-2180

編集：「胃と腸」編集委員会

協力：早期胃癌研究会

Published by IGAKU-SHOIN LTD., Tokyo Copyright © 2019

© 2022 辽宁科学技术出版社

著作权合同登记号：第06-2019-57号。

图书在版编目（CIP）数据

咽部和食管内镜放大观察的基础与最新发现 / 日本《胃与肠》编委会编著；《胃与肠》翻译委员会译 . —沈阳：辽宁科学技术出版社，2022.7

ISBN 978-7-5591-2524-8

Ⅰ．①咽… Ⅱ．①日… ②胃… Ⅲ．①咽疾病—内窥镜检 ②食管镜检 Ⅳ．① R766.9 ② R768.3

中国版本图书馆 CIP 数据核字（2022）第 082188 号

出版发行：辽宁科学技术出版社
　　　　　（地址：沈阳市和平区十一纬路25号　邮编：110003）

印 刷 者：辽宁新华印务有限公司

经 销 者：各地新华书店

幅面尺寸：182 mm×257 mm

印　　张：7.5

字　　数：160千字

出版时间：2022年7月第1版

印刷时间：2022年7月第1次印刷

责任编辑：卢山秀

封面设计：袁　舒

版式设计：袁　舒

责任校对：栗　勇

书　　号：ISBN 978-7-5591-2524-8

定　　价：98.00元

编辑电话：024-23284354
E-mail：lkbjlsx@163.com
邮购热线：024-23284502

胃与肠官方微信 15640547725

目　录

咽部和食管内镜放大观察的基础与最新发现

小山 恒男[1]

关键词　咽喉癌　食管癌　放大内镜　JES-SCC

[1] 佐久医療センター一内視鏡内科　〒385-0051 佐久市中込 3400-28
E-mail : oyama@coral.ocn.ne.jp

简介

在咽部和食管的放大内镜诊断领域，日本处于领先地位。世界上很多国家把内镜认为是"取活检""进行内镜黏膜切除术（EMR）"的工具而不是用于诊断，结果导致放大内镜在世界范围没有普及。

对食管鳞状细胞癌的放大内镜诊断

在日本，内镜和放大内镜处于"诊断需要的重要工具"的位置。Inoue、Arima 等进行了较前沿的研究。可是，由于在一般内镜医生中没有得到充分的普及，因此日本食管学会基于两分类，制定了更简单化的日本食管学会分类（JES-SCC 分类）。

随着 JES-SCC 分类被广泛认识，在食管领域放大内镜诊断迅速得到普及。现在，JES-SCC 在世界范围也被广泛地传播，各国的验证性研究正在进行中。

JES-SCC 分类是基于扁平上皮的基本构造的上皮乳头状毛细血管袢（IPCL），以癌的进展程度和袢样血管的相关性为基础被定义的。即，由于癌局限于上皮内的时候不会破坏基底膜，与既存的扁平上皮形成置换性生长，其结果浸润深度是 T1a-EP（原位癌），保持了乳头结构，在放大内镜中能观察到袢样血管。但是，被癌覆盖的乳头内的袢样血管，呈扩张、扭曲、口径不同、形状不均一等不规则的形态（JES-SCC 分类 B1）。

另一方面，当癌破坏基底膜到达黏膜肌层时，乳头结构会遭到破坏，血管会失去袢结构、不规则的分支（JES-SCC 分类 B2）。并且在黏膜下层深部浸润的话，也就是所谓的肿瘤滋养血管，其直径异常增大（JES-SCC 分类 B3）。像这样的 JES-SCC 分类虽然很简单，但与病理学表现关系密切。JES-SCC 分类同时也存在弱点，如果把浸润癌的表层用 T1a-EP（原位癌）~ LPM（侵犯黏膜固有层）的浅表癌覆盖的话，只能观察出 JES-SCC 分类 B1，导致诊断过浅。还有 JES-SCC 分类 B2 是 T1a-LPM（侵犯黏膜固有层）~ T1b-SM2（中层 1/3），由于被广泛认知，因此有时诊断过浅，有时诊断过深。此外由于 JES-SCC 分类 B3 出现率低，因此被指出有灵敏度低等问题。

对 Barrett 食管腺癌的放大内镜诊断

对 Barrett 食管腺癌（esophageal adenocarcinoma, EAC）的放大内镜诊断是以欧美为中心推进研究的。但是在欧美几乎不使用放大内镜，还有各分类都相对复杂而且不实用。在这里，日本食管学会致力于针对 EAC 的放大内镜分类，于 2018 年发表了 JES-EAC 分类。

腺癌是必须要进行表面结构和血管结构这

两方面讨论的，但在高倍放大图像中很难观察表面的结构。

因此，JES-EAC 分类立足于日常诊疗，首先在低倍放大图像观察表面结构，大致区分凹陷、非凹陷、消失。并且把凹陷、非凹陷大致区分为规则和不规则，如果是规则的话诊断为非肿瘤，省略血管构造的观察。此外，如果是不规则或是消失的时候，在高倍放大图像中观察血管构造，大致区分为网状和非网状。讨论血管之间管径、走行以及分支的不同性，如果不规则的话诊断为癌。这个时候，如果有网状构造的话是高分化型癌，能推测到组织类型。

对咽喉癌的放大内镜诊断

咽部和食管由于其解剖结构不同，必须要仔细观察。食管在上皮和黏膜肌层之间存在固有黏膜层（LPM），SCC 局限于 T1a-EP（原位癌）~ LPM（侵犯黏膜固有层）的时候淋巴结转移（LNM）的危险差不多是 0。另一方面，在黏膜肌层浸润淋巴结转移（LNM）约是 10%（T1a-MM），向黏膜下层即使有一点点儿浸润淋巴结转移约上升 20%（T1b-SM1）。但是，由于在咽部区域没有黏膜肌层，上皮细胞（EP）的深部被称为上皮下层（SEP），这相当于食管中的黏膜下层。总之，食管癌是上皮细胞（EP）→固有黏膜层（LPM）→黏膜肌层（MM）→黏膜下层（SM）这样进行的，但是咽喉癌是上皮细胞（EP）→上皮下浸润（SEP），一下子向食管中的 SM 层浸润的。

那咽部上皮细胞和上皮下浸润在病理组织学上是怎样被诊断的呢？在扁平上皮有基底膜，癌如果破坏基底膜浸润，则被诊断为上皮下浸润（SEP）。可是 HE 染色无法识别基底膜，也没有清楚的把基底膜染色的方法。因此，在病理组织学上上皮下浸润的定义很模糊，在病理医生之间没有被统一。还有，浅表型咽喉癌由于频度低，浸润深度和淋巴结转移的关系也没有明确。此外，在临床上对咽部不能使用超声波内镜检查，也不能用钡餐 X 线造影检查，导致其浸润深度诊断只能依靠内镜检查，但是有关通过内镜及放大内镜检查的浸润深度诊断的研究，目前尚不充分。

总结

本书为了阐述这部分内容，选取了优秀的研究专家所发表的最新成果，我们希望读者能够有所收获。

参考文献

[1] Inoue H. Magnification endoscopy in the esophagus and stomach. Dig Endosc 13：S40-41, 2001.

[2] Arima M, Tada M, Arima H. Evaluation of microvascular patterns of superficial esophageal cancers by magnifying endoscopy. Esophagus 2：191-197, 2005.

[3] Oyama T, Inoue H, Arima M, et al. Prediction of the invasion depth of superficial squamous cell carcinoma based on micro-vessel morphology：magnifying endoscopic classification of the Japan Esophageal Society. Esophagus 14：105-112, 2017.

[4] Goda K, Fujisaki J, Ishihara R, et al. Newly developed magnifying endoscopic classification of the Japan Esophageal Society to identify superficial Barrett's esophagus-related neoplasms. Esophagus 15：153-159, 2018.

[5] 小山恒男，宮田佳典，島谷茂樹，他．第 46 回食管色素研究会アンケート調査報告—転移のあった m3・sm1 食管癌の特徴．胃と腸 37：71-74, 2002.

咽部和食管癌的放大观察必要的病理基础知识

河内 洋[1]

中野 薰[2]

池之山 洋平

佐藤 由纪子[1]

石山 晃世志[2]

由雄 敏之

藤崎 顺子

摘要●整理了在咽部－食管区域的放大内镜诊断时需要理解的病理学相关知识。在上皮内鳞癌中，最表层的乳头内毛细血管的变化担当了主要角色，上皮内毛细血管的变化虽然是轻度的，但伴随着进展，表层部进一步脱落，乳头会消失，以上皮下毛细血管作为根基的血管会从表层被识别出来。伴随黏膜下层深部浸润癌的间质增生出现的血管是粗细不等的。表面（上皮内癌成分）的脱落程度和壁浸润深度相关，但对于表层保持原状不变，深部有浸润的病变和壁浸润深度浅但有糜烂的病变，还有因炎症导致表层脱落明显的病变，放大内镜的表现和壁浸润深度会发生偏差。在 Barrett 食管腺癌中，内镜诊断困难缘于：①背景黏膜的因素，背景柱状上皮黏膜表面结构不规则；②肿瘤方面的因素，低异型度肿瘤存在非肿瘤成分的被覆形成复合表现。

关键词 食管 咽部 鳞癌 **Barrett** 食管 腺癌 血管

[1] がん研究会有明病院病理部 〒135-8550 東京都江東区有明 3 丁目 8-31
E-mail : hiroshi.kawachi@jfcr.or.jp
[2] 同 消化器内科

简介

病理医生会根据上皮细胞和肿瘤细胞的评估进行病理组织学的诊断，通常不考虑血管形态。在食管扁平上皮领域的放大内镜观察中，主要评价通过表面所观察到的血管形态和走行。肿瘤细胞和血管虽说属于不同的观察对象，但两者之间也显示出存在密切的关联。

以日本食管学会分类为代表的血管样式分类，可以进行肿瘤和非肿瘤的鉴别，而且还可用于推断壁浸润深度，但是也存在只用放大内镜观察很难诊断的病例。为了能够更好地理解放大内镜观察的有用性和局限性，理解被观察的血管是反映了怎样的病理组织学表现是很重要的。在 Barrett 食管腺癌的放大内镜诊断中，虽然推荐应

用类比胃放大内镜诊断，对血管和表面结构这两者进行评价，为了在病理组织学上与胃腺癌诊断率相同，对诊断标准的深刻理解是十分必要的。

本文对在食管扁平上皮区域中非肿瘤和肿瘤的病理组织学表现和血管的特征，和 Barrett 食管部分中与放大内镜表现相关的病理学组织的特征进行了概述。本书的主要目的是在放大内镜观察中把表层血管的形态作为研究对象。

在食管和咽部扁平上皮中的组织像和血管形态

1. 食管和咽部扁平上皮组织病理图像

（1）正常扁平上皮 **（图1）**

在扁平上皮内，从黏膜固有层开始向上皮内伸出的乳头以一定的间隔分布，在乳头内毛细

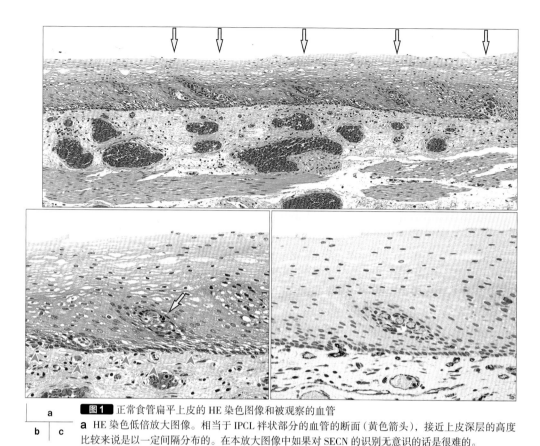

图1 正常食管扁平上皮的 HE 染色图像和被观察的血管

a HE 染色低倍放大图像。相当于 IPCL 袢状部分的血管的断面（黄色箭头），接近上皮深层的高度比较来说是以一定间隔分布的。在本放大图像中如果对 SECN 的识别无意识的话是很难的。

b HE 染色高倍放大图像。IPCL 袢状部分的断面，能作为一些毛细血管断面的集簇被观察到（黄色箭头）。在上皮正下的黏膜固有层中，可观察到极细直径的毛细血管的断面（绿色箭头），可以考虑用放大内镜来对应所观察的 SECN 的断面。

c b 的 CD31 免疫组化切片图像。认为在内皮细胞有阳性发现，IPCL 部分的断面和对应 SECN 的毛细血管更容易辨认。

血管形成袢状结构（intra-epithelial papillary capillary loop，IPCL）。在组织切片上，袢状部分的盘绕状部分及上升部分的毛细血管，其周围的间质等，能被观察到作为断面的乳头结构的一部分（**图1**）。在组织切片上所观察到的袢状部分的断面有一定的间隔，从上皮层的中层开始到稍微深层的地方断面所出现的位置也是几乎固定的。

但是，在病理切片上只有面的观察，不呈现"袢状"。虽然本文是从与放大内镜观察的对应而用了"袢状血管的断面"这一描述，但在病理组织学上被称为"乳头内毛细血管"则更为贴切。

另一方面，作为应该有所留意的血管，是上皮下毛细血管网（subepithelial capillary network，SECN）。虽然 SECN 是呈现放大内镜观察中典型表现的血管网，但在组织切片上如果非刻意观察要想识别其是很困难的（**图1**）。能在组织切片上识别出 IPCL 以及 SECN，对进一步理解随着肿瘤的进展表层部血管形态的变化是至关重要的。

（2）鳞癌，pT1a-EP（上皮内癌）**（图2）**

扁平上皮的肿瘤化是在上皮内开始的。核异型／细胞密度增加的肿瘤细胞代替了扁平上皮，表层的分化也有所减少。同时相当于 IPCL 的袢状血管也随之发生了变化。

在放大内镜观察中，与正常的 IPCL 对比，认为有"扩张、扭曲、管径不同、形状不均一"

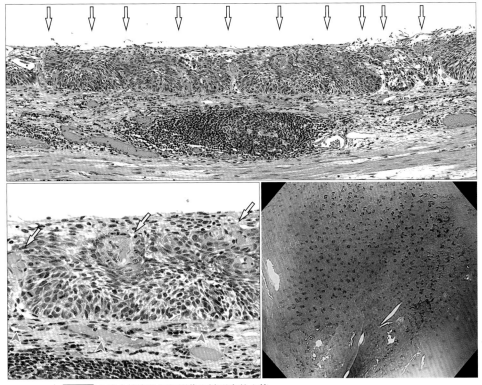

图2 上皮内鳞癌的组织影像和被观察的血管

a HE 染色低倍放大图像。在癌巢内分布的袢状血管的断面与正常相比被认为是高密度（黄色箭头）。在断面上出现的毛细血管管径不均一，位置也从表层附近到深层且不规则。

b HE 染色高倍放大图像。袢状血管的断面不均一（黄色箭头）。认为在上皮下毛细血管也有扩张和密度的增加（绿色箭头）。

c 同部位的 NBI 内镜图像。袢状的非典型血管（Type B1）。

这 4 个特征的是鳞癌典型的袢状血管，相当于日本食管学会分类的 B1 血管。在组织切片上，观察到在上皮内鳞癌中的袢状血管断面的密度增加，间隔也变得不均一（**图2**）。在断面上出现的毛细血管管径不均一，位置也从表层附近到深层是不规则的。虽然不是与放大内镜观察的 4 个特征直接对应的，但是血管形态和分布明显异常，因此不难联想到放大内镜的图像。

还有，在上皮内鳞癌的黏膜固有层也能观察到密度增加和扩张明显的毛细血管的断面，考虑是变化后的 SECN（**图2**）。

如果能识别出对应 IPCL 的袢状毛细血管和对应 SECN 的上皮下毛细血管的变化，对放大内镜观察的理解会更加深刻。

还有一种说法是，对应 SECN 的上皮下毛细血管的变化涉及在放大内镜观察中的血管间背景黏膜着色（inter-vascular background coloration, IVBC）。但是，关于 IVBC 的成因虽众说纷纭但至今尚无定论。

（3）鳞癌，pT1a-LPM（图3）

上皮内鳞癌将向黏膜固有层进展。进展方式是，从显示外压性的向下生长（downward growth），到作为中小型的分离细胞巢浸润性进展等各种形式，但是病变多数是停留在黏膜固有层，上皮内癌成分残留较多。组织切片上，袢状血管的断面能在多个部位被观察到（**图3**）。**图3a** 可以说明在多数 pT1a-LPM 病变中可以观察到 B1 血管的病理组织学表现。

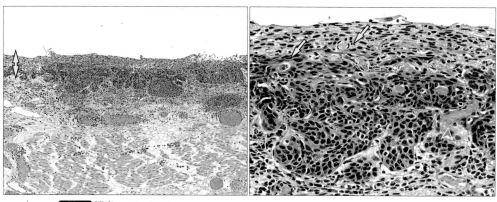

a | b   **图3** 鳞癌，pT1a-LPM

a HE 染色低倍放大图像。显示形成中小型细胞巢向黏膜固有层浸润。保持着上皮内鳞癌的成分（黄色箭头的范围）。

b HE 染色高倍放大图像。认为是祥状血管的断面（黄色箭头）上皮下毛细血管因癌巢的进展导致不明朗化，但是能观察到显示不规则运行的毛细血管（绿色箭头）。这些血管向表层接近可能被识别为 B2 血管。

另一方面，与 SECN 对应的上皮下毛细血管在向黏膜固有层进展的癌巢的影响下显示不清晰，在癌巢间的间质中扩张和扭曲的血管变得很明显（**图3b**）。

这些血管可能是原有的上皮下毛细血管由于癌的进展变化而成的，如果是这样的话就是没有形成祥状的血管。虽然残留在表层的祥状血管的病变在放大内镜观察中被发现的情况少，但随着肿瘤的进展，表层成分的变性和脱落更进一步的话，就可以在表层附近观察到能够判定为 B2 血管的毛细血管。随着肿瘤的进展向黏膜肌层靠近，这些没有形成祥状的血管渐渐成了主要的构成者。

（4）鳞癌，pT1a-MM（**图4**）

肿瘤到达黏膜固有层深部时，表面由肿瘤细胞变性和糜烂形成的倾向会增强，上皮内癌成分脱落的情况会增加。到达黏膜肌层后多数肿瘤中的上皮内癌成分会不清晰，也就是说祥状血管的断面本身在组织切片上会变得无法识别。在放大内镜像上，与 B1 血管的不清晰化相对应。另外，由于表层部的脱落，原本存在于稍微深部的癌巢间毛细血管变得在表层附近分布（**图4**）。这种状态是与在放大内镜观察中被认为是 B2 血

管的病变的病理组织学表现相对应的。

（5）鳞癌，pT1b-SM2（**图5**）

在黏膜下层深部浸润癌中，黏膜肌层被完全破坏，高度认为在伴随癌的浸润的间质增生和血管新生的情况下，间质中可以发现各种直径的血管。如果在表层附近分布直径更大，有着更厚的壁的血管的话，在放大内镜观察中可以认为是 B3 血管，但是未必只有粗血管会增生。事实上 B3 血管出现频度并不高，如果能观察到黏膜下层深部浸润癌组织学表现即可判定（**图5**）。

2. 鳞癌典型的血管形态和对应的病理组织学表现（图6）

在 Arima 等所提倡的典型的血管形态中，针对无血管区域 AVA（avascular area）和 Type R 血管与病理组织像的对应进行了论述。能观察到 AVA-small 的部位，在病理组织学上被认为是癌巢的压迫性向下生长，在癌巢周围可以看到有祥状血管的断面（**图6a，b**）。从病理组织像可以推测出是压迫性增殖的癌巢和被压迫的祥状血管构成了 AVA-small。关于 AVA-small 和病理组织像的对应，根本等通过使用多个连续组织切片的三维构造使其更加明确了。Type R 血管是不规则的细网状（reticular，R）血管，在病理组织

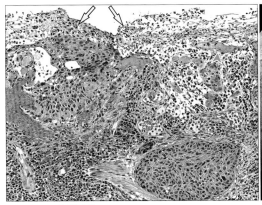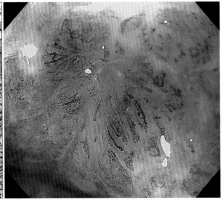

a | b **图4** 鳞癌，pT1a-MM

    a HE 染色中放大影像。在表层中由于肿瘤细胞的变性和糜烂导致上皮内癌成分脱落（黄色箭头），无法辨认绊状血管的断面，在深部侧分布着口径不同的显示分布不规则的毛细血管（绿色箭头）。一部分存在于表层附近，有判断为 B2 血管的可能性。

    b 同部位的 NBI 内镜像。认为没有绊状形成的不规则的树枝状血管（Type B2）。

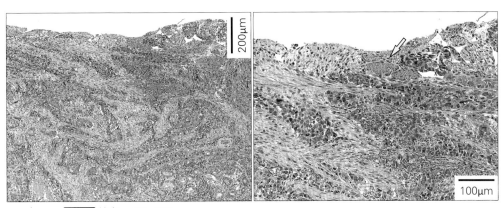

a | b **图5** 鳞癌，pT1b-SM2

    a HE 染色低倍放大图像。显示在黏膜下层浸润增殖的癌巢和伴随的间质增生。认为在间质上有成纤维细胞增生和血管增生。

    b HE 染色高倍放大图像。在组织标本上表层分布的血管有不少管径超过 60μm。

学上多显示是低分化型，浸润性增殖（INFc）的特殊组织型。观察显示 Type R 病变的病理组织像，提示癌巢较小，但有浸润倾向，在间质中毛细血管增生明显（**图6c，d**）。

3. 咽部扁平上皮的特征与食管的不同（图7）

    咽部鳞癌的病变表面的病理组织表现基本上与食管鳞癌没有大的变化。

    在上皮内癌中能观察到绊状血管的断面，在向上皮下深部浸润的时候由于乳头的消失能从表面观察到深部的血管（**图7**）。和食管不同的

是深部和周围的解剖学构造不同，没有黏膜肌层，周围构造的种类和距离根据部位而不同，由于扁桃体组织的存在，所以向隐窝内进展。

    就算呈现相同的放大内镜结果，也要留意由于解剖学的部位不同，壁浸润深度也会有所不同。

4. 关于食管鳞癌的进展和血管的变化的总结

    比较正常扁平上皮和上皮内鳞癌，要从伴随向黏膜固有层和黏膜肌层进展的表层部位的变化，伴有黏膜下层浸润的间质增生等病理组织学

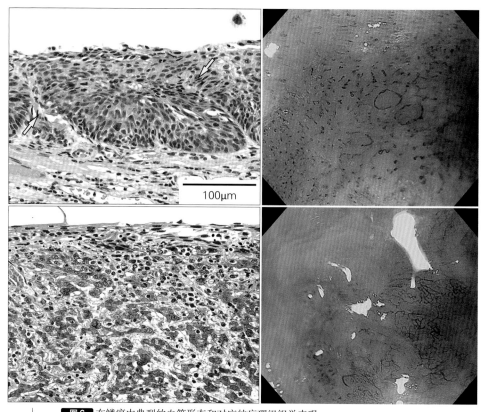

a	b
c	d

图6 在鳞癌中典型的血管形态和对应的病理组织学表现

a HE 染色高倍放大图像。在黏膜固有层显示有极少的挤压性的向下生长的鳞状癌。在癌巢周围有被压迫后的祥状血管的断面（黄色箭头）。

b 同部位的 NBI 放大内镜像。由 B1 血管形成 AVA-small。

c HE 染色高倍放大图像。小细胞巢状或粗绳状的癌巢在黏膜固有层浸润性扩张，在间质有炎症细胞浸润和毛细血管增生。

d 同部位的 NBI 放大内镜像。在画面右下角认为有不规则且细网状血管（Type B2，R）。

表现方面来考虑，食管鳞癌的进展与血管变化的关系用**图8**表示。在上皮内鳞癌的最表层部是由乳头内毛细血管的变化来担任主要角色（相当于 B1 血管），上皮下毛细血管的变化虽然是轻度的，但随着进展，表层部更进一步脱落，乳头会消失并且把上皮下毛细血管作为基础的血管，并可以从表层观察到（B2 血管）。伴随黏膜下层深部浸润癌的间质增生所出现的毛细血管也是从细径的（B2 血管）到粗径的（B3 血管），表现各异。虽然表面（上皮内癌成分）的脱落程度与浸润深度有关联，但基本保持表层不变。

深浸润的病变（**图9**），伴有糜烂的壁浅浸润的病变，及炎症导致的表层脱落明显的病变，应用放大内镜判断会有误差。上述假设仅仅是从病例的形态学的观察所推测出来的，通过理解鳞癌的初期像和伴随发育进展的病理组织像的变化，对伴随的血管的种类、形态变化的理解也会变得更容易。

Barrett 食管的病理组织影像和表面结构

1. Barrett 食管，非肿瘤黏膜的特征

Barrett 食管是原本的食管鳞状上皮区域被柱状上皮黏膜所取代，柱状上皮的种类和结构不完

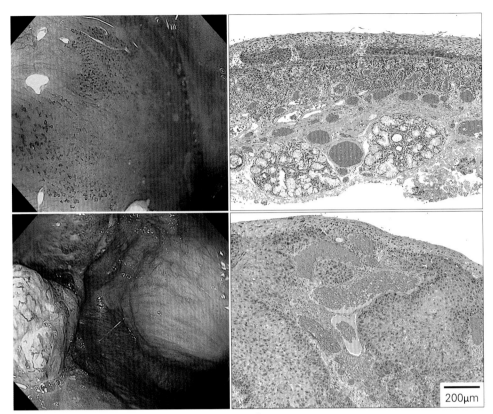

a	b
c	d

图7 咽部鳞癌的放大内镜像和病理组织像

a 上皮内鳞癌的 NBI 放大内镜像。在左侧梨状凹陷中认为有袢状的非典型血管（Type B1 型）。

b 同部位的 HE 染色中放大像。认为是上皮内鳞癌。认为不存在黏膜肌层但上皮层下有固有腺和导管，肿瘤本身与食管相同。

c 上皮下深部浸润癌的 NBI 放大内镜像。在画面左侧的突起内认为有高度扩张后的不规则血管（Type B3 型）。

d 同部位的 HE 染色中放大像。在癌巢间认为有显示高度扩张的血管。

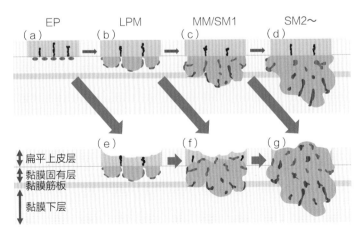

图8 咽部和食管鳞癌的进展样式和血管的关系（假设）

上皮内鳞状癌（**a**），乳头内袢状血管（图中浓茶色血管）的变化担任主要的角色（相当于 B1 血管），上皮下毛细血管（图的淡茶色血管）的变化是轻度的。随着肿瘤的进展，在以上皮下毛细血管为根基的血管的运行和密度发生变化（**b~g**）。随着进展，表层部的脱落进一步的话，乳头部会消失，以上皮下毛细血管为根基的血管会变得能从表层可见（相当于 **f**，B2 血管）。在肿瘤深部可见黏膜深层血管的变化及新生血管的增生（**c**，**d**，**f**，**g**）。这些血管的变化是从细径的（B2 血管）到粗径的（B3 血管）都有。上皮内～黏膜固有层的肿瘤成分被保持的时候虽然从表层无法确认（**c**，**d**），但是在高度脱落的时候可见。还有，本图是以假设为基础制作的，在组织切片上图的淡茶色血管和红色血管很难做到严密的区别。

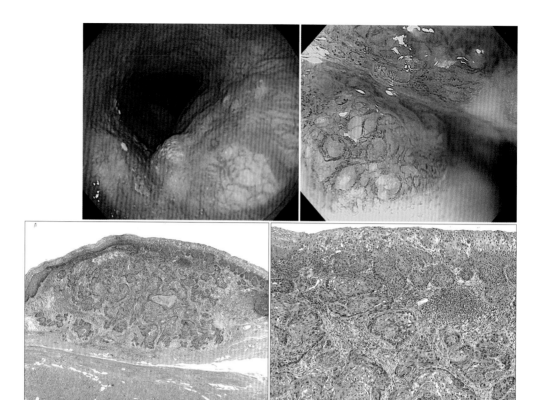

a	b
c	d

图9 显示表层保持原状不变的深部浸润的食管鳞癌

a 内镜图像（白光）。胸部上部食管后壁的 15mm 大的 0-Ⅱa 型病变

b NBI 放大内镜像。被不形成祥状的不规则树枝状的血管包围的 AVA-small（Type B2，AVA-small）。

c 手术切除标本的 HE 染色低倍放大图像。显示浸润到固有肌层附近的鳞状癌（pT1b-SM2）。

d c 的表层部中放大像。在表面上有上皮内癌~黏膜固有层的浸润成分的残留，认为有向深部的浸润。在放大内镜观察下只能观察到浅表的血管。

全相同。上皮的种类分为胃贲门腺黏膜和胃底腺黏膜。类似胃固有黏膜和相当于肠上皮化生（一直被称为特殊柱状上皮）（**图10**）。无论是哪一个，都与在胃内出现的上皮相类似，但是和胃相比表层上皮（腺窝上皮和化生上皮）多呈现不规则的排列。形成不规则排列的主要原因，被认为是炎症所导致的。

2. Barrett 食管腺癌的病理组织学特征

Barrett 食管腺癌与胃腺癌的病理组织像类似，有细胞的异型度，在胃内存在发生率偏低的低异型度肿瘤。高度结构异型并且存在与周围黏膜的边界清晰的肿瘤的时候，内镜的存在诊断和范围诊断会比较容易，在胃癌的诊断中所使用的表面构造和血管类型的放大内镜诊断方式是有效的（**图11**）。

另一方面，异型度低，特别是轻度构造异型的肿瘤性病变的时候，与周边黏膜的差异只有一点点，边界部分的诊断困难。在**图12a～c**所显示的部位，是发生在 LSBE（long segment Barrett's esophagus）内的 Barrett 食管腺癌的非肿瘤黏膜的边界部，但使用低倍放大图像很难识别相当于周边的贲门腺黏膜的 Barrett 食管和与肿瘤部的边界。就算是高倍放大图像也很难找出腺管密度和腺体排列的不同，在肿瘤部核异型稍

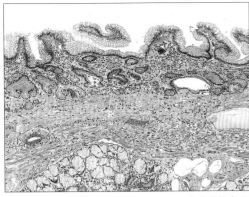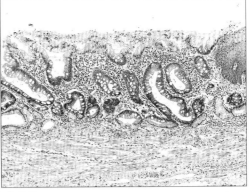

图10 Barrett 食管中柱状上皮黏膜的病理组织影像

a 贲门腺黏膜类似的柱状上皮黏膜。表层的腺窝上皮上有轻度的过形变化和错乱的排列。

b 与不完全型肠上皮化生相当的柱状上皮黏膜，腺管的排列、形状有些许不规则。

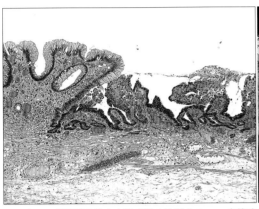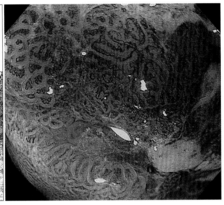

图11 放大内镜观察中诊断是 Barrett 食管腺癌

a 高分化管状腺癌。肿瘤部分存在异型结构，细胞异型性高，并向表面浸润。

b 包含同部位的 NBI 放大内镜像。在病变肛侧边缘有伴有口径不同的不规则血管，与非肿瘤的边界清晰。

微明显。肿瘤部 p53 免疫染色呈弥漫性强阳性（日本是低异型度腺癌，其他国家是被称为轻度异型的病变）虽然能确定诊断为肿瘤，但是用放大内镜观察边界来诊断是很困难的。并且，不仅是 HE 染色像就算使用免疫染色也有肿瘤 – 非肿瘤的鉴别困难的异型上皮的时候（在 LSBE 中尤为明显），在病理组织学上诊断困难的病变在内镜上识别也有局限性。

3. Barrett 食管腺癌中非肿瘤成分的覆盖

Barrett 食管腺癌中，在黏膜表面看不到癌，也就是说有非肿瘤成分把癌成分覆盖的时候，一定要注意（**图12d，e**）覆盖的非肿瘤成分分为

食管鳞状上皮和 Barrett 食管黏膜，也就是柱状上皮。前者虽然被称为鳞状上皮下进展，但也可能会有非肿瘤鳞状上皮发展到腺癌的表层的时候，后者有时也被认为是胃腺癌。只评价表面的微细结构恐怕会被识别为非肿瘤。在 Barrett 食管腺癌的内镜诊断中，必须要注意"非肿瘤成分的被覆"的可能性。

4. 结论——导致 Barrett 食管腺癌诊断困难的主要原因

Barrett 食管腺癌的内镜诊断与胃腺癌相比有时会很困难。其主要原因总结为以下两点：① 背景黏膜的因素，也就是说在背景柱状上皮黏膜

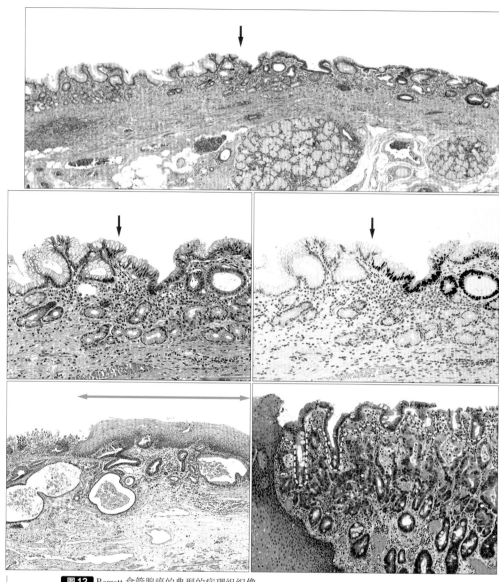

图12 Barrett 食管腺癌的典型的病理组织像

a 在病变边界 LSBE 发生的 Barrett 食管腺癌－病变边界部的 HE 染色低倍放大图像。通过低倍放大观察构造异型的评价的判断（红色箭头）是困难的。

b 病变边界部的 HE 染色高倍放大图像。在病变侧（红色箭头右侧）认为有核密度的上升和核染色质的增量。构造异型的差异轻微。

c 同部位的 p53 免疫染色像。病变侧的核中认为有 p53 弥漫性强阳性像。

d 也就是扁平上下皮进展。腺癌成分被非肿瘤扁平上皮覆盖（蓝色箭头的范围）。

e 非肿瘤柱状上皮（不完全型肠上皮化生）的被覆。肿瘤和非肿瘤的边界用黄色点线表示。

中能看到表面结构不规则；②肿瘤的因素，也就是不典型增生的存在和非肿瘤成分的被覆。这些病理组织学的特征综合在一起，与诊断的困难性密切相关（**图13**）。这两种情况都与胃腺癌的诊断困难的原因相同，但在 Barrett 食管的频率更高（关于正确的频率等需要在今后明确）。

在 Barrett 食管腺癌的放大内镜诊断中，了解背景黏膜的状态以及癌的异型度（特别是结

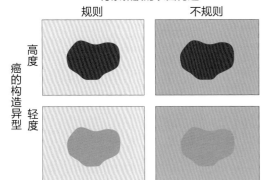

背景黏膜的表面构造

	规则	不规则
高度		
轻度		

癌的构造异型

图13 使 Barrett 食管腺癌的诊断变得困难的主要原因。背景黏膜的表面构造的不规则，和癌的构造异型两者综合在一起，并且加上非肿瘤成分的被覆从而产生了诊断困难的病例。

构异型）的幅度，并在进行放大观察的时考虑所观察到的实际状况会有所帮助。

总结

消化道放大内镜诊断学确立的背景，是将内镜图像与病理组织像仔细一对一对比的庞大病例的积累。一对一对比的有效性也适用于食管鳞状上皮领域，不过，将观察到的每一根血管一一对应的工作，实际上是极其困难的。以血管为主的扩大内镜所见与病理组织像的对比，值得关注区域内癌巢的状态、与间质的关系等，以及从组织结构表现出来的血管像。在这个意义上，我认为我们有必要对传统的对比概念进行一些修正。

本文念及此，不仅着眼于每一根血管，而且注意说明了癌巢的状态和与间质的关系。还有在 Barrett 食管腺癌中，与胃相比较具有特征性，强调这一点，以便于理解诊断困难病例的背景。若本文对致力于放大内镜诊断的同道们有参考价值，笔者将十分荣幸。

参考文献

[1] Inoue H. Magnification endoscopy in the esophagus and stomach. Dig Endosc 13：S40-41, 2001.

[2] Arima M, Tada M, Arima H. Evaluation of microvascular patterns of superficial esophageal cancers by magnifying endoscopy. Esophagus 2：191-197, 2005.

[3] Oyama T, Inoue H, Arima M, et al. Prediction of the invasion depth of superficial squamous cell carcinoma based on micro-vessel morphology：magnifying endoscopic classification of the Japan Esophageal Society. Esophagus 14：105-112, 2017.

[4] Goda K, Fujisaki J, Ishihara R, et al. Newly developed magnifying endoscopic classification of the Japan Esophageal Society to identify superficial Barrett's esophagus-related neoplasms. Esophagus 15：153-159, 2018.

[5] Inoue H, Honda T, Yoshida T, et al. Ultra-high magnification endoscopy of the normal esophageal mucosa. Dig Endosc 2：134-138, 1996.

[6] Kumagai Y, Inoue H, Nagai K, et al. Magnifying endoscopy, stereoscopic microscopy and the microvascular architecture of superficial esophageal carcinoma. Endoscopy 34：369-375, 2002.

[7] Kumagai Y, Kawada K, Yamazaki S, et al. Prospective replacement of magnifying endoscopy by a newly developed endocytoscope, the "GIF-Y0002". Dis Esophagus 23：627-632, 2010.

[8] 熊谷洋一、天野邦彦、鈴木興秀、他．SECN の意義．胃と腸 53：1335-1341, 2018.

[9] 池田晴夫、井上晴洋、佐藤裕樹、他．日本食管学会拡大内視鏡分類と深達度—深達度診断における B3 血管の意義．胃と腸 49：186-195, 2014.

[10] 根本哲生、立石陽子、門馬久美子、他．食管·咽頭表層血管（IPCL）の変化と病理組織像の対比．病理と臨 28：576-584, 2010.

[11] 河内洋、赤澤直樹、川田研郎、他．Barrett 食管癌の病理学的特徴．胃と腸 46：1762-1776, 2011.

[12] 平澤大、山形拓、前田有紀、他．表在型 Barrett 食管癌の扁平上皮下進展．胃と腸 51：1334-1343, 2016.

[13] 根本哲生、立石陽子．食管表在癌における拡大内視鏡所見と病理組織学的所見の検討．胃と腸 53：1353-1360, 2018.

Summary

Basic Histopathological Knowledge Required to Perform Magnifying Endoscopy in Patients with Pharyngeal and Esophageal Cancers

Hiroshi Kawachi[1], Kaoru Nakano[2],
Yohei Ikenoyama, Yukiko Satop[1],
Akiyoshi Ishiyama[2], Toshiyuki Yoshio,
Junko Fujisaki

Herein we describe the histopathological knowledge necessary for use of magnifying endoscopy in the pharynx and esophagus. In squamous cell carcinoma in situ, alteration of capillary vessels in the papilla plays a major role, whereas there are minimal changes of subepithelial capillary vessels. However, with deeper invasion, exfoliation of the intraepithelial component due to erosion and degeneration can obscure observation of capillary vessels in the papilla. Alternatively, irregularly-shaped vessels derived from subepithelial capillary vessels may appear on the surface of the tumor. Tumors with deeper submucosal invasion may exhibit surface desmoplasia (including fibroblastic and vascular proliferation). In these tumors, surface vessels of various diameters are often observed. In patients with Barrett's esophagus, endoscopic diagnosis difficulties may be due to irregularities of background columnar-lined mucosa, higher frequency of adenocarcinoma with low-grade architectural atypia, and tumor components covered with non-neoplastic epithelium.

[1] Departments of Pathology, Cancer Institute Hospital, Japanese Foundation for Cancer Research, Tokyo.

[2] Departments of Gastroenterology, Cancer Institute Hospital, Japanese Foundation for Cancer Research, Tokyo.

咽喉部放大内镜诊断的基础和最新知识

饭冢 敏郎 [1]

田中 匡实

菊池 大辅

武田 英彦 [2]

摘要●发现咽喉部浅表癌并进行内镜下微创治疗，从保留脏器功能和生活质量的角度来看，意义深远。为此，放大内镜诊断是必不可少的。筛查以非放大内镜的色调变化为基础，进而用放大内镜来确诊。需鉴别的疾病有淋巴滤泡、乳头状瘤、上皮不典型增生等。上述病变通过对血管纹理的仔细观察可以进行大致的鉴别诊断。咽喉部的放大内镜诊断目前使用的是日本食管学会的分类，但 JES 分类是否适用于咽喉部癌的深度判断仍是未来需要研究的课题。为避免观察时出血，使用低倍放大至中倍放大进行观察，可以提高诊断的精度。

关键词 咽喉部浅表癌 NBI 放大 深度诊断

[1] 虎の門病院消化器内科 〒 105-8470 東京都港区虎ノ門 2 丁目 2-2
E-mail : t-iizuka@toranomon.gr.jp
[2] 同 耳鼻咽喉科

前言

随着放大内镜应用的逐渐普及，对于病变性质的判断准确性也不断提高。放大观察增加了咽喉部癌的发现数量。早期发现可以进行内镜微创治疗，对保证术后良好的生活质量（quality of life，QOL）是有益的。咽喉浅表癌没有明确的放大内镜诊断标准，目前使用的是日本食管学会关于食管浅表癌的分类进行诊断。虽说都是复层鳞状上皮形成的癌，但肿瘤的血管像并不一定与食管癌完全一致，是咽喉部癌独特的表现。咽喉部是食物最初流入的地方，炎症性病变多见，有时难以和肿瘤性病变相鉴别。另外，目前尚不清楚食管浅表癌中使用的血管表现和深度的关系在咽喉部浅表癌中是否适用。另一方面，咽喉部观察时，该部位是容易引发咽反射的三维复杂区域，放大观察难以覆盖所有的位置。因此，下面我们将针对如何克服这些问题，达到精确观察的方法和注意事项进行阐述。

基本的观察方法和应观察的病变

咽喉部区域的基本观察，无论是 NBI（narrow band imaging）还是白光观察，至少要观察 12 个部位。先行非放大整体观察，遇到可疑病变或需要重点关注的病变时，再切换到放大观察。根据病变的大小，如果是小病变，发现即可行放大观察，剩余区域继续行非放大观察。如果病变较大，在非放大观察后，切换到放大观察。

放大观察的目的是为了筛查出肿瘤性病变，进而包括病变的深度判断。放大观察的基本策略是从口侧开始逐渐到肛侧，从低倍放大到中倍放大（包括高倍放大）。在其他的部位可以应用灭菌水一边冲洗一边观察，但是咽部，尤其在全身麻醉状态下这样的操作是无法实施的。

19

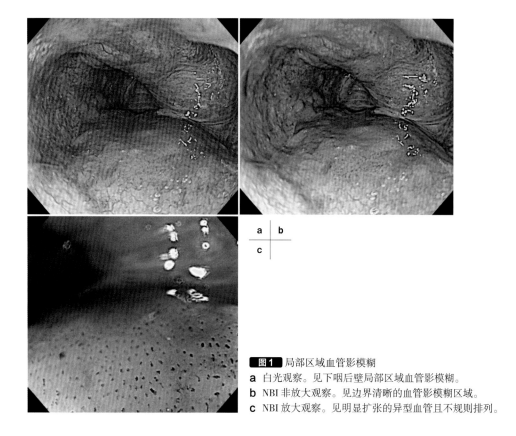

图1 局部区域血管影模糊
a 白光观察。见下咽后壁局部区域血管影模糊。
b NBI 非放大观察。见边界清晰的血管影模糊区域。
c NBI 放大观察。见明显扩张的异型血管且不规则排列。

应该关注的病变与门马等所述相同，包括非放大观察中，明显发红、表面模糊不清、难以观察背景血管影的区域、凹凸不平的病变。提示病例 1 例（**图1**）。白光非放大观察见血管影模糊的区域（**图1a**）。NBI 未见褐色区域（**图1b**），这是难以鉴别该处是非肿瘤性还是肿瘤性的一个病变。从口侧观察发现病变具有明确边界，病变内部扩张的异型血管不规则排列（**图1c**）。并有增生，可诊断为肿瘤性病变。

发现病变时，是否为肿瘤可以根据有无边界、血管形态及排列不规则来诊断。此外，如果观察祥状血管破坏，则须怀疑深层浸润。

咽喉注意事项

咽喉部的观察如研究所述，最重要的是尽可能地去除唾液。内镜吸引的刺激会引发咽反射。一旦引发咽反射、黏膜面和内镜摩擦，病变

可能出现出血和血肿，无法进一步观察。所以，重要的是如何在无刺激的情况下进行吸引，以及在发生咽反射的情况下，如何避免病变出血。因此，行咽部观察时，需要适度的镇静。但是要对所有内镜病例进行镇静不太现实，所以一般对需要进行咽喉部观察的高危人群进行镇静。所谓高危人群是指食管癌病史、有烟酒史、饮酒脸红的人群。

另外，有的肿瘤并不呈现褐色区域。所以，如果只用 NBI 进行观察，需警惕这种情况。（**图2**）。

进行咽喉区域的放大观察时，不必强求进行高倍放大，大部分也能够很好地观察。由于咽喉在解剖学上是三维构造，与其他区域相比，内镜的前端难以垂直接近病变，多数是斜着观察。

所以很难保证口侧、肛侧部同时清晰。因此用中倍放大，从口侧到肛侧分别对焦，观察微

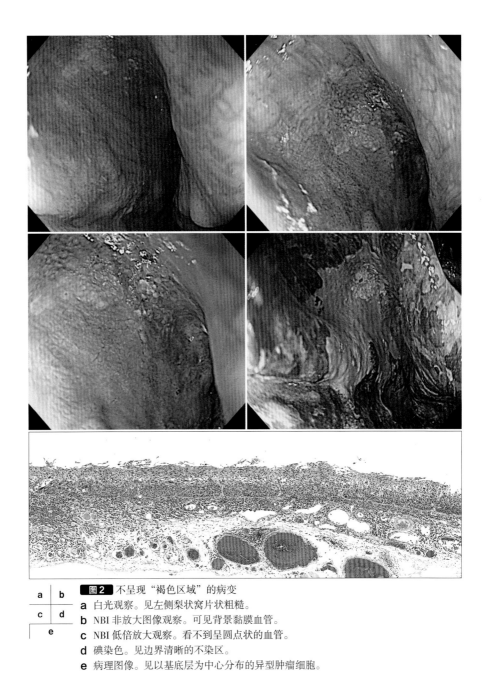

a	b
c	d
e	

图2 不呈现"褐色区域"的病变

a 白光观察。见左侧梨状窝片状粗糙。
b NBI 非放大图像观察。可见背景黏膜血管。
c NBI 低倍放大观察。看不到呈圆点状的血管。
d 碘染色。见边界清晰的不染区。
e 病理图像。见以基底层为中心分布的异型肿瘤细胞。

血管形态（**图3**）。根据观察部位的不同，存在因为过于接近黏膜面而无法对焦，病变的有无和病变的性状等难以判断的区域，比如会厌舌面，这种情况适合用低倍放大进行观察（**图4**）。

在放大观察时使用先端帽有时也是有用的。病变如果发生在梨状窝，发"一"字音也可以帮助其暴露，但是使用先端帽，即使在不能发声时也能方便观察。另外，使用咽鼓管充气检查法，也能够观察通常情况下完全无法观察到的下咽后壁的病变。但是使用先端帽容易影响内镜在咽喉部的活动，所以需事先确定病变部位，再决定是否使用先端帽。

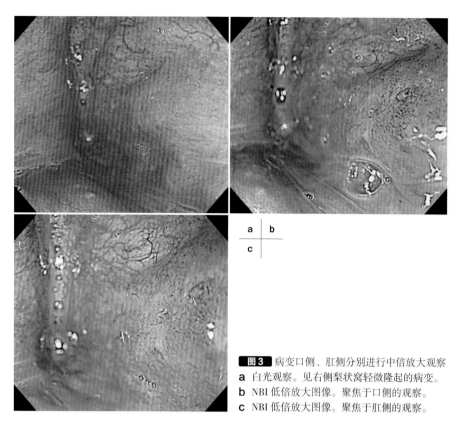

图3 病变口侧、肛侧分别进行中倍放大观察
a 白光观察。见右侧梨状窝轻微隆起的病变。
b NBI 低倍放大图像。聚焦于口侧的观察。
c NBI 低倍放大图像。聚焦于肛侧的观察。

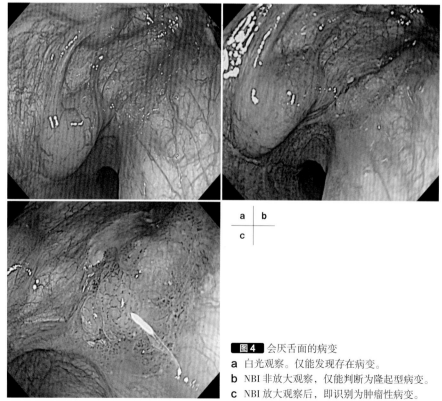

图4 会厌舌面的病变
a 白光观察。仅能发现存在病变。
b NBI 非放大观察，仅能判断为隆起型病变。
c NBI 放大观察后，即识别为肿瘤性病变。

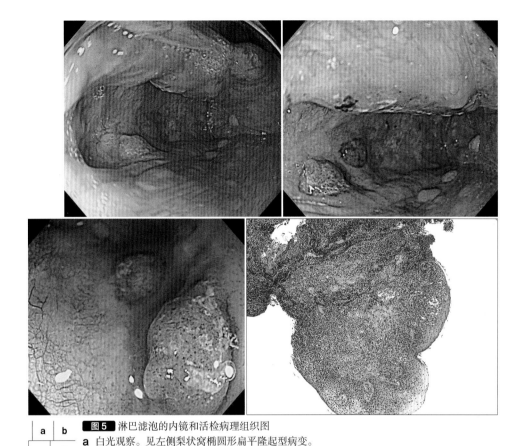

a	b
c	d

图5 淋巴滤泡的内镜和活检病理组织图
a 白光观察。见左侧梨状窝椭圆形扁平隆起型病变。
b NBI 非放大观察。见褐色区域。
c NBI 放大观察。见隆起部分均匀一致的扩张血管。
d 活检病理。见无异型的淋巴细胞和中性粒细胞等炎症细胞浸润。

良恶性鉴别要点

需行良恶性鉴别的病变有淋巴滤泡、乳头状瘤、上皮不典型增生。活检虽然也是一种选择，但很多情况下不进行活检也可以通过放大观察来鉴别。

1. 淋巴滤泡

淋巴滤泡多位于梨状窝，为椭圆形扁平隆起型病变。NBI 观察可见褐色区域，所以需要进行鉴别，然而病灶内部很少发现 B1 血管，或者即使观察到扩张的血管，扩张程度也很轻，且血管密度低，可由此鉴别（**图5**）。

2. 乳头状瘤

乳头状瘤有时难以鉴别。乳头状结构完整，其内血管无异型可以判断为良性。但是，发现乳头状结构融合，伴有血管管径不一、扭曲、走行各异时，有可能是重度异型或恶性，适当的处理是有必要的（**图6**）。

3. 上皮不典型增生

上皮不典型增生大多尺寸较小，与癌一样，边界清晰。但与癌相比，微血管扩张程度轻，排列规律，背景不呈现褐色区域或褐色较淡，可以观察到血管自深层向浅层延伸的特征性表现（**图7**）。

深度诊断

目前使用日本食管学会关于食管浅表癌的分类进行咽喉部癌的深度诊断。咽喉癌的深度分

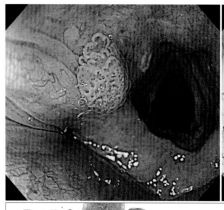
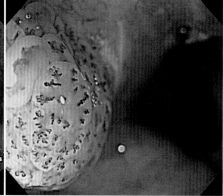
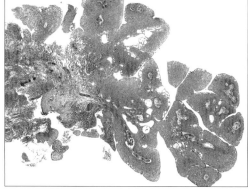

a	b
c	

图6 伴有异型的乳头状瘤内镜和病理所见

a 白光图像。见左侧劈裂和会厌皱襞交界部隆起型病变。
b NBI 放大观察。见有乳头的融合和明显扩张的血管。
c 病理组织图像。见乳头状增生及其更深部的异型上皮细胞。

为上皮内层（EP）和上皮下层（SEP）。

但是，很难明确地区分 EP 和 SEP，即使基膜保持完整，肿瘤呈现向下生长也可能被诊断为 SEP。病理医生之间诊断差异性较大。临床上关注的是，能否通过放大观察来诊断具有转移风险的病变，在这一点上仍有争议。食管浅表癌是根据肿瘤浸润到食管各层来判断浸润深度，而咽喉浅表癌使用的是"肿瘤的厚度"。有研究显示肿瘤厚度超过 1000μm 时，脉管浸润率增高。另外，虽然例数较少，但有报道肿瘤厚度 > 1000μm 是淋巴结转移的风险因素中的一条标准。

因此，笔者应用日本食管学会分类就放大内镜能否判断病变厚度达到 1000μm 进行了研究。

研究对象是 2009 年 1 月—2016 年 12 月实施咽喉部浅表癌内镜黏膜下剥离术 ESD（endoscopic submuucosal dissection），术前已行放大内镜检查，并充分进行了病理组织学评价的 298 例病变。在日本食管学会分类中，把仅有 B1 血管的病变和局部有 B2 或 B3 血管的病变进行分类，对后者在 SEP 1000μm 以上的诊断是否有效进行研究。

表1 显示仅有 B1 血管的情况下，EP 1000μm 以上的概率较低，B3 血管虽然出现频率较低，但全都在 SEP 1000μm 以上（**图8**）。加上肉眼形态的维度，发现 B2 或 B3 血管，再合并肉眼形态为隆起型时，SEP 1000μm 以上的正确诊断率可达 65%。一项针对 B2 血管判断的研究，回顾分析了表现为 B2 血管，呈隆起型的病变且深度小于 1000μm 的病例，可以看出 B2 血管判断本身有一定局限性。有一类没有形成袢状的血管，但管径较细，与周围的 B1 血管相比，虽然可以清楚地识别为明显不同的区域，但是否应该称之为真正的 B2 血管尚待进一步研究（**图9**）。

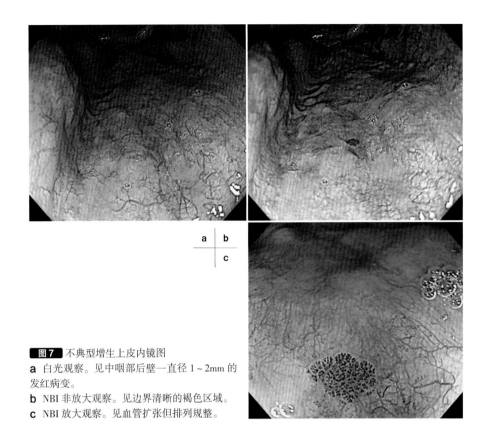

图7 不典型增生上皮内镜图
a 白光观察。见中咽部后壁一直径 1~2mm 的发红病变。
b NBI 非放大观察。见边界清晰的褐色区域。
c NBI 放大观察。见血管扩张但排列规整。

讨论

通过肉眼形态和放大内镜观察微血管形态，判断病变转移风险准确性的研究表明：肉眼明显的 0-Ⅰ 型隆起或具有 B3 血管的病变中，转移风险很高。坚田等阐述了相同的见解。

0-Ⅱa 型隆起型病变伴 B2 血管的情况虽然并不常见，但诊断仍然较困难。和食管浅表癌一样，B2 血管如何诊断依然需要进一步研究。

总结

非放大观察可以识别包括色调变化和包括非肿瘤性病变在内的病变的存在，但是在性质诊断上仍存在很多困难。在这种情况下通过放大观察，可以进行更高精度的诊断。从这个意义上来说，建议积极进行放大观察。但是一方面，放大观察会增加患者的痛苦，随诊意愿降低。如果通过本文能提高大家在放大观察时的有效性，并能

表1 咽喉部表浅癌血管和深度的关系

	EP-SEP < 1000μm	SEP ≥ 1000μm
血管像		
B1	238	7
B2	29	15
B3	0	9
肉眼形态		
0-Ⅱb	209	4
0-Ⅱa	54	17
0-Ⅰ	1	9
0-Ⅱc	3	1
B2~B3 和 0-Ⅰ~0-Ⅱa	12	22

进行精度更高的内镜诊断，那么实为有幸。

参考文献

[1] Oyama T, Inoue H, Arima M, et al. Prediction of the invasion depth of superficial squamous cell carcinoma based on microvessel

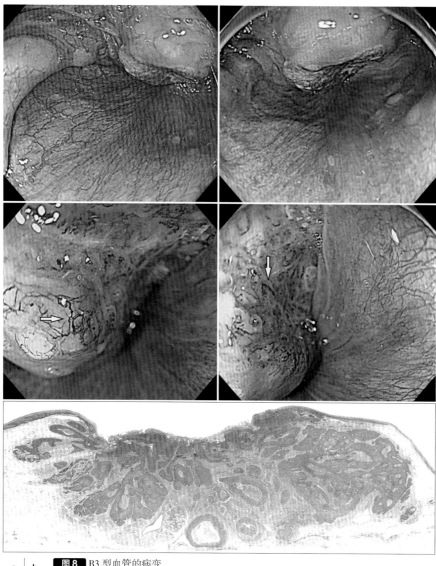

a	b
c	d
e	

图8 B3 型血管的病变

a 白光观察。左侧梨状窝见中心凹陷的隆起型病变。
b NBI 非放大观察。
c NBI 放大观察。见明显扩张的口径不同的微血管（黄箭头）。
d NBI 放大观察。见肿瘤中心部的 B3 型血管（黄色箭头）。
e 病理组织图像。见肿瘤厚度达 4mm 的鳞状上皮细胞癌。

morphology：magnifying endoscopic classification of the Japan Esophagus 14：105–112, 2017.

[2] 飯塚敏郎，菊池大輔，山下聡，他. 咽頭・喉頭領域における内視鏡―専門病院の立場から. 臨消内科 25：1089–1096, 2010.

[3] 菊池大輔，飯塚敏郎，田中匡実，他. 咽頭・喉頭領域の表在癌の拡大観察診断. 臨消内科 32：1659–1668, 2017.

[4] 門馬久美子，藤原純子，加藤剛，他. 咽頭表在癌の深達

度診断―拡大観察を含めた内視鏡診断. 胃と腸 50：515–529, 2015.

[5] Yokoyama A, Yokoyama T, Omori T, et al. Past and current tendency for facial flushing after a small dose of alcohol is a marker for increased risk of upper aerodigestive tract cancer in Japanese drinkers. Cancer Sci 101：2497–2498, 2010.

[6] 尾瀬功，伊藤秀美，松尾恵太郎. 咽頭癌・食管癌の疫学とリスク因子. 消内視鏡 28：36–41, 2016.

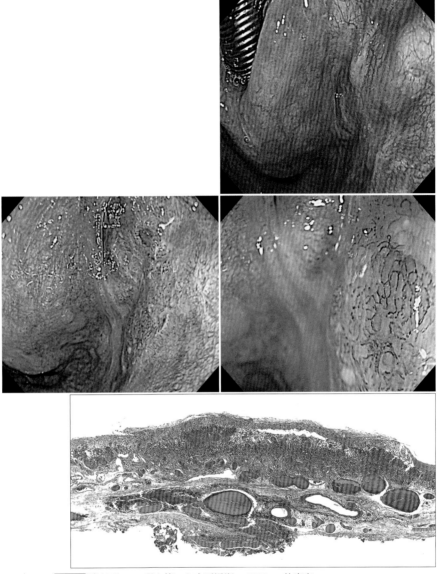

	a
b	c
	d

图9 隆起型，B2 型血管，上皮下浸润＜ 1000μm 的病变

a 右侧梨状窝见扁平隆起型病变。

b NBI 非放大观察。

c NBI 放大观察见没有形成袢状的血管和其包绕形成的无血管区的图像。

d 病理见隆起部分炎症细胞浸润明显，未观察到超过 1000μm 的肿瘤浸润。

[7] 日本頭頸部癌学会 (編). 頭頸部癌取扱い規約，第 5 版. 金原出版，2012.

[8] Kinjo Y, Nonaka S, Oda I, et al. The short-term and long-term outcomes of the endoscopic resection for the superficial pharyngeal squamous cell carcinoma. Endosc Int Open 3：E266-273, 2015.

[9] Sasaki T, Kishimoto S, Kawabata K, et al. Risk factors for cervical lymph node metastasis in superficial head and neck squamous cell carcinoma. J Med Dent Sci 62：19-24, 2015.

[10] Taniguchi M, Watanabe A, Tsujie H, et al. Predictors of cervical lymph node involvement in patients with pharyngeal carcinoma undergoing endoscopic mucosal resection. Auris Nasus Larynx 38：710-717, 2011.

[11] 堅田親利，岡本旅人，一戸昌明，他. 咽頭癌の内視鏡診断—経口内視鏡. 胃と腸 52：1656-1664, 2017.

Summary

The Most Effective Approach to Use the Magnified
Endoscopy for Detecting Superficial Pharyngeal Cancer

Toshiro Iizuka[1], Masami Tanaka,
Daisuke Kikuchi, Hidehiko Takeda[2]

Detection of superficial pharyngeal cancer and endoscopic removal are important to maintain organ function and quality of life. Therefore, magnified endoscopy is essential. First, the lesion is screened by non-magnified endoscopy, following which it is examined by magnified endoscopy. By this approach, we found that determining a differential diagnosis between lymphoid follicle, papilloma, dysplasia, and carcinoma by carefully observing the microvessels was not difficult. Further studies are needed to investigate whether magnifying endoscopic classification of the Japan Esophageal Society is beneficial in making a diagnosis of pharyngeal cancer depth in the future. A more precise diagnosis is obtained when the lesion is carefully observed from low to middle power field.

[1]Department of Gastroenterology, Toranomon Hospital, Tokyo.
[2]Department of Otolaryngology, Toranomon Hospital, Tokyo.

食管鳞癌的放大内镜诊断

——基础和课题

竹内 学[1]

小关 洋平

石井 结唯

小林 阳子

小林 隆昌

安住 基

河久 顺志

吉川 成一

三浦 努

摘要● 食管鳞癌的放大内镜诊断的最重要的要点是如何有助于深度诊断。首先是要得到优良画质的图像，一边改变空气量和变换病变的位置，一边仔细地处理病变，并在逐渐提升放大倍率上下功夫。其次要充分辨别 JES 分类的典型血管，除发现敏感度和特异度非常高的 B1 血管以外，特别是应着眼于 B2 血管来进行诊断。但是，在 B2 血管中变异多是个课题，最近，提出的 B2i 血管可作为 pT1b-SM2 癌症所见的隆起型 +B2 血管，在 B2 血管的诊断领域有一定价值，今后需要进一步探讨。

关键词 食管癌 NBI 放大内镜观察 JES 分类 B2 型血管

[1] 長岡赤十字病院消化器内科 〒940-2085 長岡市千秋 2 丁目 297-1
E-mail：yasuzuka2000@yahoo.co.jp

简介

由 Inoue、Arima 等提出的食管鳞癌的放大内镜诊断学，对癌的性质及深度的诊断有很大的帮助。在以 NBI（narrow band imaging）为代表的影像放大系统的开发的同时，放大内镜诊断飞跃性的普及，被广泛使用。更重要的是，在 2011 年，日本食管学会提出了放大内镜分类（JES 分类），食管专科医生以外的一般内镜医生也能简便地使用放大内镜进行诊断。

但是，如果进行放大观察，用高倍放大对病变毫无遗漏的观察是极为困难的。先用低倍放大观察病变整体，对有点状血管的 B1 血管以外的部分，再提高放大倍率详细观察是有必要的。还有，放大内镜不是对所有的病变都有用，像隆起型且有厚度的病变，浸润部分很难反映到表层，有误诊的可能。特别是内镜初学者，通过扩大观察来进行深度诊断，改变空气的量来评估病变的伸展性和硬度，通过碘染色横纹和纵纹的变化，还有通过超声内镜检查（endoscopic ultrasonography，EUS）对层构造进行评价等，综合判断浸润深度很重要。此外，JES 分类发表至今已经过了 8 年，各种课题逐渐展开，特别是被定义为缺乏栅状结构的异常血管和 B2 血管，其中过多变异是一个问题，有时也很难判定。

因此本文通过放大观察的具体方法和注意点提示 JES 分类的典型病例，论述关于这个分类的课题和解决对策，更对我们所提出的通过 B2 血管的判定对深度诊断的意义进行论述。

NBI 观察具体方法和注意点

NBI 非放大观察中确认褐色区域 BA（brownish area）和在一般观察中确认色彩变化的情况时，不是立刻用高倍放大观察，而是从低倍放大开始慢慢提高倍率观察。首先病变整体用低倍放大观察，确认整体是在 JES 分类的点状 B1 血管的情况下时，很多时候不需要高倍放大观察。B1 血管用低倍放大观察能充分判别，其敏感度和特异度都非常良好。另一方面，发现该区域血管走行异常或口径不一致，血管直径明显扩张时，需要提高倍率仔细观察。并且，捕获通常观察到的细微的凹陷和隆起也很重要，病变的凹凸也反映在深度上，因此，这一点也要注意观察。

食管是管状脏器，反转操作困难，只能在切线方向观察。因此，放大观察时很难聚焦整个图像，为了进行详细的观察，必须安装前端帽。本科使用的是透明帽（弹性·touch® Slits & Holes 型 M，第一公司制造）。盖帽要调整为比视野前端稍微突出来，在内镜插入前在高倍放大观察微调整盖前端长度使其与对焦吻合。还有食管受呼吸运动和心搏的影响与配件接触容易出血，一旦出血后观察会变得极为困难，因此在黏膜与配件接触的时应该尽量保持不动，尽量避免移动视野。观察其他区域时，应留意先把镜头从观察部位前端离开再移动。如果病变是正视图的话，会拍出更好的影像，所以空气量的调节很重要，使送气经常变化，以达到最佳观察状态。

食管的后壁比较容易捕捉到整体影像，在前壁切线方向观察更容易，这是因为在内镜前端的电荷耦合装置 CCD（charge coupled device）在中央部稍微靠近零点方向。在捕捉病变的整体影像和低倍放大图像的情况下，病变要朝向画面的 6 点钟方向控制移动的话就能得到更好的影像。另一方面，在进行中、高倍放大观察时，由于距离病变很近，所以如果病变朝视野的零点方向来观察，就可以进行聚焦观察。

以下是具体的观察病例。

［病例 1］胸上段食管，距门齿 25～28cm 亚全周性的发红轻度凹陷型病变（图 1a）。在 NBI 非扩展观察中呈现有区域性的 BA（图 1b）。NBI 低倍放大观察黄色箭头周围 B1 与血管走行不同的区域（图 1c）。在 NBI 的放大观察中，看到的是一系列袢状血管，血管直径与周围相同，判断为 B1 血管（图 1d）。病理组织学观察为巢状鳞状上皮癌浸润到黏膜肌层附近，深度为 T1a-LPM（图 1e）。

［病例 2］胸上部食管右壁，距切齿 25cm，NBI 放大观察显示直径为 8mm 轻度隆起的 BA，但在切线方向无法对焦做放大观察（图 2a）。但是，先端戴帽然后将病变移动到画面的 12 点钟方向，使其稍微吸气进行放大观察，就能拍摄出清晰的图像（图 2b）。

JES 分类的典型病例

这个分类最重要的一点是，它适用于被怀疑是鳞癌的区域病变，这是一个大前提。"具有领域性"是指通过普通白光观察，或者以 NBI 为代表的图像放大观察，边界明确的病变。原则上，领域不明的病变，不应该使用这个分类。另外，熟悉本分类的典型图像对正确诊断非常重要，以下提出本分类的典型病例。

1. Type A：炎症和轻度异型的肿瘤

［病例 3］在 NBI 放大观察中呈淡色 BA 的区域，虽然有显示扩张和形状不均一的血管，但没有显示癌的 4 个特征（图 3a）。病理组织图像中，核异型是轻度的且核密度低，保有基底细胞，诊断为低异型性的鳞状上皮内瘤变（squamous intraepithelial neoplasia；图 3b）。

［病例 4］通过 NBI 放大观察，发现有轻度扩张及延长的血管，诊断为 Type A（图 3c）。在病理组织像中，上皮轻度肥厚，上皮下部 1/2 有伴有轻度核异型的细胞（图 3d）。

2. Type B：以"扩张、扭曲、口径不同、形状不均一"为 4 个特征的血管

(1) B1：有袢状结构的血管。

［病例 5］在 NBI 放大观察中，有分界清楚的 BA。其内部有显示 4 个特征的 B1 血管。（图 4a）在病理组织图像中，从有核肿大的异型细胞开始全层性生长，在基底层侧细胞密度上升，核的大小不同，排列凌乱。深度是 pT1a-EP（图 4b）。

［病例 6］在 NBI 放大观察中扩张明显，保持了袢状结构的 B1 血管（图 4c）。在病理组织图像中深度是 pT1a-EP（图 4d）。

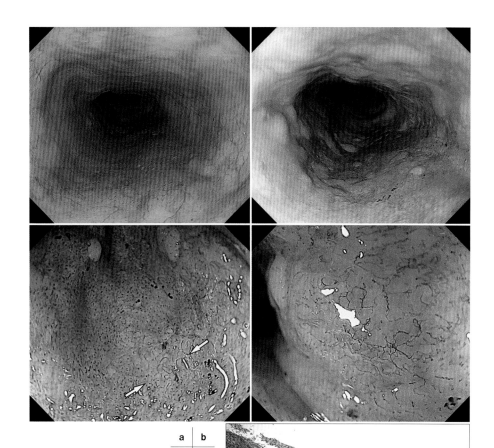

a	b
c	d
	e

图1 [病例1] 在常规观察筛查病例用 NBI 放大观察做深度诊断的典型病例

a 白光观察。

b NBI 非放大观察。

c NBI 低倍放大观察。在黄色箭头部分有 B1 血管和走行不同的血管领域。

d NBI 高倍放大观察。袢状血管连贯判断为 B1 型血管。

e 病理组织图像，深度是 T1a-LPM。

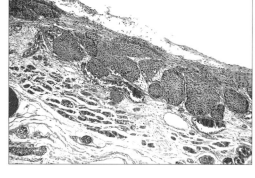

|a|b|

图2 [病例2] 通过安装前端帽鲜明的拍摄的病例

a 在切线方向对焦的放大观察是不可能的。

b 把病变向 12 点钟方向移动，稍微吸气后能拍到鲜明的画面。

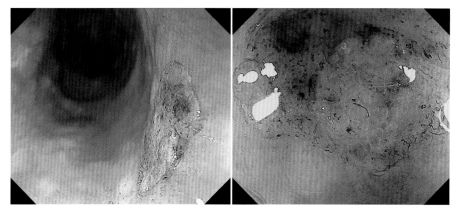

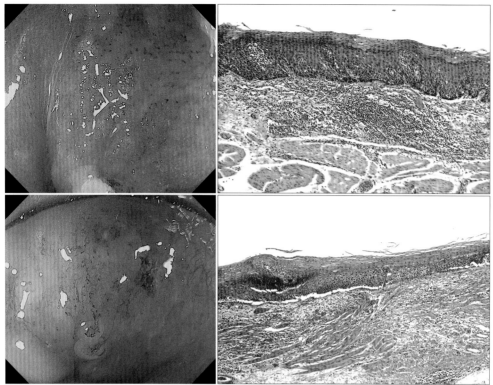

<table>
<tr><td>a</td><td>b</td></tr>
<tr><td>c</td><td>d</td></tr>
</table>

图3 [病例3，4] Type A 血管典型病例

a NBI 放大观察。有显示扩张和形状不均一的血管但是没有显示癌的 4 个特征。
b 病理组织图像。诊断为扁平上皮内肿瘤（squamous intraepithelial neoplasia）。
c NBI 放大观察。有轻度扩张及延长的血管。
d 病理组织图像。上皮的下部有伴有 1/2 轻度的核异型的细胞。

（2）B2：缺乏袢状结构的血管

[**病例7**] 在 NBI 放大观察中，在略有不平的区域发现了不规则树枝状的 B2 血管（**图5a**）。在病理组织学图像中，癌将黏膜肌层向下压迫浸润，深度达 pT1a-MM（**图5b**）。

[**病例8**] 在 NBI 放大观察中，凹陷内可见多发、无环状、方向多样的 B2 血管。（**图5c**）在病理组织图像中，稍微小型的癌细胞巢渗入黏膜肌层内，诊断深度为 pT1a-MM（**图5d**）。

（3）R（reticular）血管：不规则的细网状血管

[**病例9**] 在 NBI 放大观察中，比一般的 B2 血管的管径细，走行呈不规则树枝状和网状，诊断为 B2-R 血管（**图6a**）。在病理组织图像中，上皮下肿瘤细胞形成大小不一的癌巢，显示了条索状排列、袢状形成，CD56 免疫染色阳性的神经内分泌细胞癌，深达度为 pT1b-SM2（500μm）

（**图6b**）。

（4）B3：高度扩张后的不规则血管（口径为 B2 血管的 3 倍以上）

[**病例10**] 在 NBI 放大观察中，中间部分有高度扩张的 B3 血管，周围有密度较高的 B2 血管（**图7a**）。在病理组织图像中，腺鳞癌渗入黏膜深层（渗入距离 770μm），深度是 pTb-SM2（**图7b**）。

[**病例11**] 在 NBI 放大观察中，有数根密度高的 B2 血管中高度扩张的 B3 血管（**图7c**）。在病理组织图像中，深度是 SM 以下 2000μm 的 pT1b-SM2（**图7d**）。

3. AVA：被 Type B 血管包围的无血管或者是血管较粗的乏血管区域

AVA（avascular area；AVA）-small：小于 0.5mm；

AVA-middle：大于 0.5mm 以上小于 3mm；

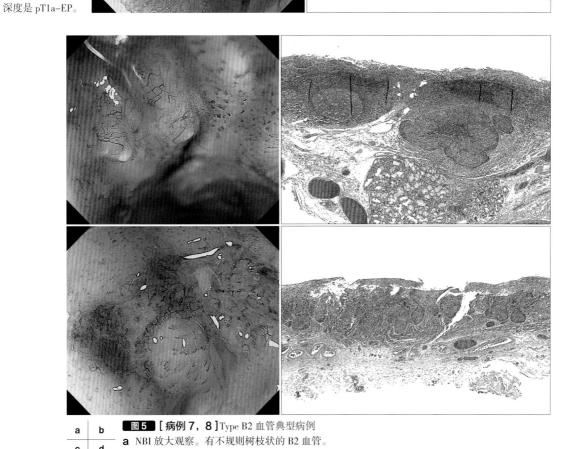

a	b
c	d

图4［**病例5，6**］Type B1 血管典型病例

a NBI 放大观察。有显示 4 个特征的 B1 血管。

b 病理组织图像。深度是 pT1a-EP。

c NBI 放大观察。扩张明显，是保持循环形态的 B1 血管。

d 病理组织图像。深度是 pT1a-EP。

a	b
c	d

图5［**病例7，8**］Type B2 血管典型病例

a NBI 放大观察。有不规则树枝状的 B2 血管。

b 病理组织图像。深度是 pT1a-MM。

c NBI 放大观察。呈稍微不平，有未形成袢状的方向性多样的 B2 型血管。

d 病理组织图像。稍微小型的癌细胞巢浸入黏膜肌层内，深度诊断是 pT1a-MM。

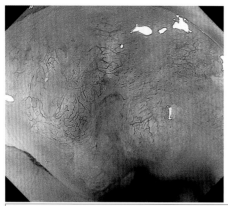

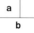

图6 [**病例9**]Type B2-R 血管典型病例

a NBI 放大观察。诊断为不规则树枝状且网状的 B2-R 血管。
b 病理组织图像。是 CD56 免疫染色阳性的神经内分泌细胞癌。深度是 pT1b-SM2（500μm）。

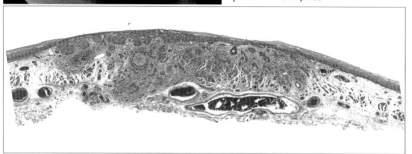

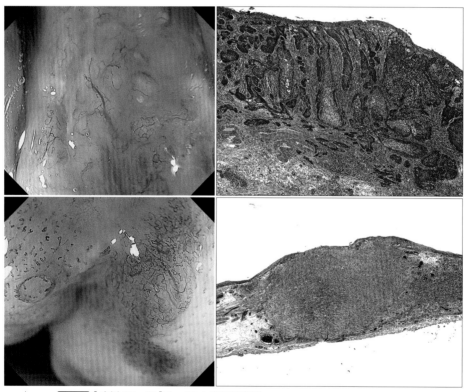

<table>
<tr><td>a</td><td>b</td></tr>
<tr><td>c</td><td>d</td></tr>
</table>

图7 [**病例10，11**]Type B3 血管典型病例

a NBI 放大观察。有高度扩张的 B3 型血管。
b 病理组织图像。扁平上皮癌浸润黏膜层深部深度是 pTb-SM2（770μm）。
c NBI 放大观察。在密度高的 B2 型血管中有数根高度扩张的 B3 型血管。
d 病理组织图像。深度是 pT1b-SM2（2000μm）。

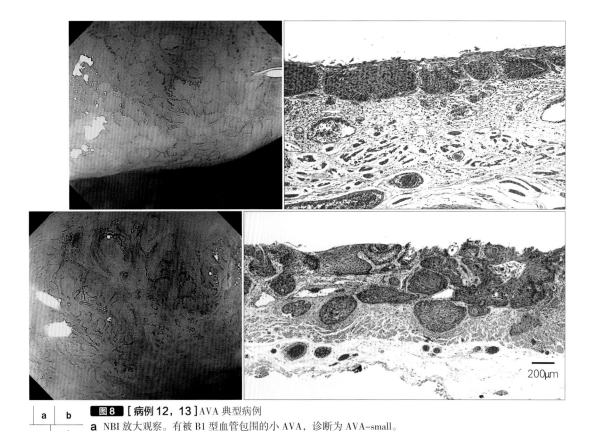

|a|b|
|c|d|

图8 [**病例12,13**]AVA 典型病例

a NBI 放大观察。有被 B1 型血管包围的小 AVA,诊断为 AVA-small。
b 病理组织图像。深度是 pT1a-EP。
c NBI 放大观察。可见被 B2 型血管包围的 AVA-middle。
d 病理组织图像。癌细胞巢浸入黏膜肌层,深度是 pT1a-MM。

AVA-large:3mm 以上。

[**病例12**] 在 NBI 放大观察中,有被 B1 型血管包围的小 AVA,诊断为 AVA-small (**图 8a**)。在病理组织图像中,深度是 pT1a-EP (**图 8b**)。

[**病例13**] 在 NBI 放大观察中,诊断为被 B2 血管包围的 AVA-middle (**图 8c**)。在病理组织图像中,癌细胞巢浸润至黏膜肌层内,深度达 pT1a-MM (**图 8d**)。

JES 分类的问题和解决对策

JES 分类发表已经 8 年,浮现出了各种各样的问题。特别是 B2 血管的正确诊断率较低,诊断率仅为 60% 左右,灵敏度和阳性预测率也约为 75%。B2 血管的判断虽然是以袢状结构的有无为基础,但有时对其判定仍会感到困惑。以下介绍 B2 血管相关的问题和解决对策。

1. 关于 B2i 血管提出

B2 血管的血管密度、直径大小、分布、范围各有不同,B2 血管区域的病理组织图像是从糜烂到 T1a、T1b。高桥等着眼于深层研究,对其血管直径和血管密度进行了详细的讨论,与真正的 B2 血管相比,建议把血管直径更细、密度更高的 B2 血管作为 B2i 血管,以下是病例。

[**病例14**] 在 NBI 放大观察中,缺乏袢状结构的 B2 血管密集存在,血管直径与周围的 B1 血管相同 (**图 9a**)。在病理组织图像中,一部分是深度 pT1a-EP 的癌,周围有较多的炎症细胞浸润 (**图 9b**)。

[**病例15**] 在 NBI 放大观察中,凹陷内是走行方向规律、管径细且密度高的 B2 血管

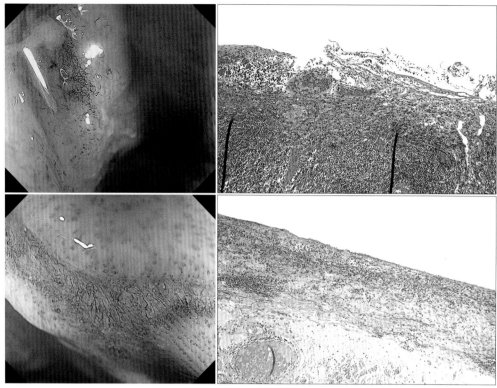

|a|b|
|c|d|

图9 [**病例 14，15**] B2i 血管典型病例
a NBI 放大观察。有密集的 B2 血管，血管径与周围的 B1 型血管相同。
b 病理组织图像。癌周围有高度的炎症细胞的浸润。
c NBI 放大观察。血管走行一致规律，管径细且密度高。
d 病理组织图像。上皮内有炎症细胞浸润。

（图9c）。在相同部位的病理组织图像中，发现上皮内有炎症细胞浸润（**图9d**）。

2. 0-Ⅰ隆起型 +B2 血管

以前笔者等报告了在 pT1b–SM2 癌中各血管的出现率。B2 血管为 46%，与 B3 血管的出现率相当。即 B3 血管对 pT1b–SM2 癌来说敏感度低。松浦等针对这个课题，针对 B2 血管存在区域的形态，特别是隆起型病变深部浸润多的特点，针对隆起型病变中的 B2 血管和 pT1b–SM2 癌的相关性进行了讨论。报告指出在 0-Ⅰ型隆起型病变中，B3 和 B2 血管同时作为 T1b–SM2 癌的指标时，敏感度是 85%，特异度是 79%，正确诊断率提高为 83%，提出了 B2 血管的新的诊断学意义。以下为病例报告。

[**病例 16**] 普通白光观察食管中段后壁凹凸不平，是表面红白混合的隆起型病变（**图 10a**）。隆起部的 NBI 放大观察中，黄色箭头的部分有 B2 血管（**图 10b，c**）。病理组织图像中，黏膜肌层断裂，癌浸润到黏膜下层，深度达 pT1b–SM2（**图 10d**）。

[**病例 17**] 普通白光观察颈部食管 0-Ⅰ型病变（**图 11a**），在 NBI 放大观察中隆起表面有乏祥状结构的 B2 血管（**图 11b，c**）。在病理组织图像中，癌是呈片状浸润至黏膜下层，深度达 pT1b–SM2（**图 11d**）。

3. 基于 B2 血管的范围的前瞻性研究

与 pT1b–SM2 癌症中 B3 血管的比例一样，B2 血管的比例也较高，笔者等对 B2 区域越大浸润深度越深的研究进行了讨论，pT1b–SM2 癌症 B2 血管区域显著增大，比起 pT1a–MM/pT1b–SM1

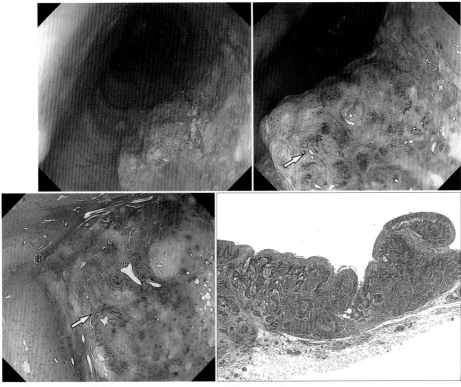

a	b
c	d

图10 [病例16]0-Ⅰ型隆起+B2型血管典型病例（1）

a 白光观察。是白色、发红色的混合隆起型病变。

b，c NBI 放大观察。黄色箭头部分有 B2 型血管。

d 病理组织图像。浸润黏膜下层深度是 pT1b-SM2。

癌在 pT1b-SM2 癌中的 B2 血管区域大有统计学意义，并报告了直径临界值是 7mm 的可能性。这次是以 B2 血管的区域为依据，深刻研究其诊断的准确度。

这次，是以 B2 血管的区域为依据，深刻研究其诊断的准确度。

(1) 对象和方法

从 2016 年 4 月到 2018 年 9 月，在本科施行内镜黏膜下剥离术 ESD（endoscopic submucosal dissection）的 78 病例 99 病变。男性 71 例，女性 7 例，年龄中间值 70 岁（50～89 岁），主要肉眼形态：0-Ⅱa：Ⅱb：Ⅱc：Ⅰs：Ⅲ=12:35:47:4:1，主要的区域 Ce：Ut：Mt：Lt：Ae=4:9:57:27:2，肿瘤区域 1/2 以下：2/3 以下：2/3 以上：全周 =61:13:21:4，平均肿瘤直径是 20mm

（3～100mm）。在关注的血管异型度最高的部分中进行了 2 点标记，进行这部分的深度诊断，讨论正确诊断率。特别是在 B2 血管区域最大的两端标记，之后标记间的距离用活检钳子测定。也在实体显微镜观察下测量了最大径。这次讨论中，B2 血管基准是有马分类的 Type 4 血管为基准，呈不规则树枝状 / 多重状，难以判定是 B2 血管的情况下判定为 B1 血管。

(2) 结果

关注区域的血管是 B1：B2：B3=75:21:3。B1 血管在 75 病变中是 T1a-EP/LPM：T1a-MM：T1b-SM2=69:4:2，其正确诊断率是 92%（69/75）。B3 血管 3 病变都是 T1b-SM2，正确诊断率是 100%（3/3），与之前报告的结果相同。而 B2 血管 21 个病变中 T1a-MM/T1b-SM1：T1b-SM2=

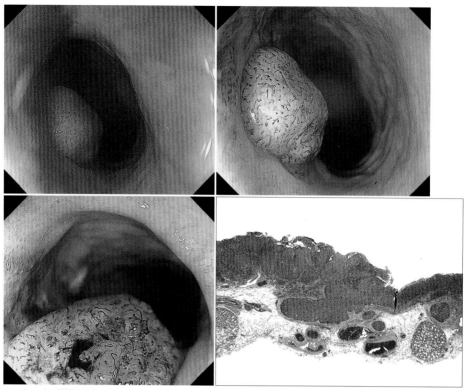

a	b
c	d

图11 [病例17]0-Ⅰ型隆起+B2型血管典型病例（2）

a 白光观察。上段食管有0-Ⅰ型病变。

b，c NBI观察。B2型血管在隆起上。

d 病理组织图像。呈片状向黏膜下层浸润，深度是pT1b-SM2。

14:7，其正确诊断率是67%（14/21）。但是如果加入区域性，B2血管且B2血管病变区域直径小于7mm是15个病变，15个病变是T1a-MM/T1b-SM1，有14个病变是T1a-MM，1个病变是T1b-SM2，正确诊断率是93%（14/15）。B2血管且7mm以上的6个病变都是T1b-SM2，其正确诊断率是100%（6/6）。通过加入B2血管的区域进行诊断，正确诊断率从67%显著提高到95%（$P < 0.01$）。

（3）结论

根据B2血管区域判断浸润深度应用较少，B2血管中的不规则树枝状血管在众多的研究中显示了实用性。以下是根据B2血管的区域性对判断深度的应用。

[病例18]在普通白光观察中，食管中段前壁到右侧壁有发红的轻度凹陷型病变（**图12a**）。病变的口侧部分的NBI放大观察中，有广泛的B2血管区域（**图12b～d**），其大小超过10mm。病理组织图像中，B2血管部分大多数与黏膜肌层浸润深度是T1a-MM，其中一部分是T1b-SM2（300μm）（**图12e，f**）。

总结

在食管鳞癌的放大内镜诊断中，首先重要的是要拍摄对诊断有价值的图像，用现在广泛普及的JES分类为基础来诊断，特别是进行深度诊断很有用。因此，有必要熟知JES分类中典型的血管分类。但是，在JES分类中，B2血管是个课题，针对这一课题，最近提出的B2i血管及肉眼形态与B2血管组合，以及把B2血管范围的

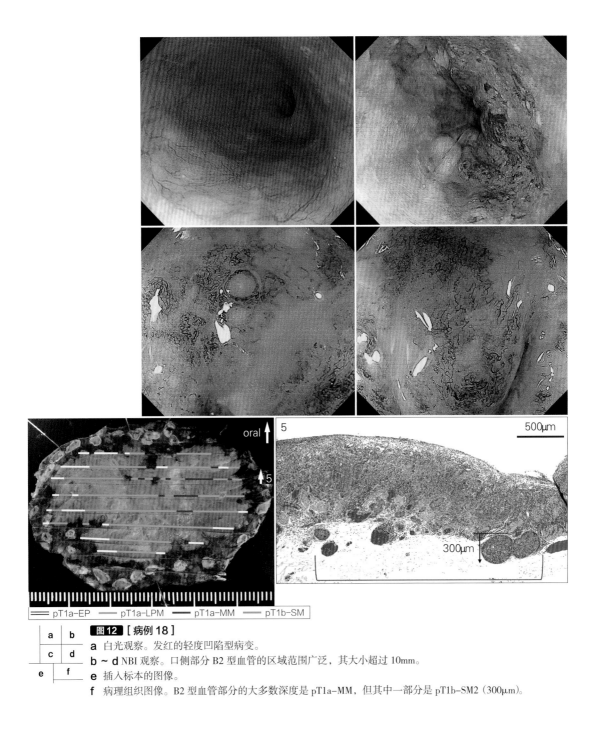

=== pT1a-EP ━━━ pT1a-LPM ━━━ pT1a-MM ━━━ pT1b-SM

图12 [病例18]

a 白光观察。发红的轻度凹陷型病变。

b ~ d NBI 观察。口侧部分 B2 型血管的区域范围广泛，其大小超过 10mm。

e 插入标本的图像。

f 病理组织图像。B2 型血管部分的大多数深度是 pT1a-MM，但其中一部分是 pT1b-SM2（300μm）。

大小等作为解决方案被列举。每一条血管的细节、详细讨论也很重要，不过，放大内镜诊断最终还是为了决定患者的治疗方案，这有必要在今后进一步讨论。

参考文献

[1] Inoue H, Honda T, Yoshida T, et al. Ultra-high magnification endoscopy of the normal esophageal mucosa. Dig Endosc 8; 134-138, 1996.

[2] Arima M, Tada M, Arima H. Evaluation of microvascular patterns of superficial esophageal cancers by magnifying

endoscopy. Esophagus 2：191-197, 2005.

[3] Oyama T, Inoue H, Arima M, et al. Prediction of the invasion depth of superficial squamous cell carcinoma based on microvessel morphology：magnifying endoscopic classification of the Japan Esophageal Society. Esophagus 14：105-112, 2017.

[4] 友利彰寿，小山恒男，高橋亜紀子，他．隆起型食管扁平上皮癌の深達度診断—拡大内視鏡を中心に．胃と腸 48：337-345，2013.

[5] 竹内学，橋本哲，小林正明，他．日本食管学会拡大内視鏡分類と深達度—深達度診断における B2 血管の意義．胃と腸 49：164-172, 2014.

[6] 藤原純子，門馬久美子，立石陽子，他．日本食管学会拡大内視鏡分類と深達度—深達度診断における B2 血管の意義．胃と腸 49：174-185, 2014.

[7] 土橋昭，郷田憲一，小林寛子，他．日本食管学会拡大内視鏡分類と深達度—鑑別・深達度診断における B1 血管の意義．胃と腸 49：153-163, 2014.

[8] 高橋亜紀子，小山恒男，依光展和．食管表在癌における炎症を示唆する拡大内視鏡所見—B2 血管の鑑別，B2i の提唱．胃と腸 53：1362-1370, 2018.

[9] 竹内学，橋本哲，小林正明，他．食管表在癌の深達度診断—拡大観察の有用性と留意点．胃と腸 50：553-562, 2015.

[10]松浦倫子，石原立，七條智聖，他．食管表在癌における拡大内視鏡による T1b-SM2 診断の現状と課題．胃と腸 53：1394-1403, 2018.

[11]竹内学，森ゆか理，橋本哲，他．食管表在癌における深達度診断からみた B2 血管の意義．胃と腸 53：1343-1352, 2018.

Summary

Basic Problems of Narrow Band Imaging Magnifying Endoscopy for Superficial Esophageal Squamous Cell Carcinoma

Manabu Takeuchi[1], Yohei Koseki,
Yui Ishii, Yoko Kobayashi,
Takamasa Kobayashi, Motoi Azumi,
Junji Kohisa, Narikazu Yoshikawa,
Tsutomu Miura

There is a maximum point of narrow band imaging magnifying endoscopic diagnosis for superficial esophageal squamous cell carcinoma that contributes to invasion depth. The first basic requirement is to obtain good quality endoscopic images. To achieve this, it is advisable to carefully observe the lesion while changing the quantity of intraesophageal air and positioning of the lesion, as well as the ability to gradually enlarge the magnification is necessary. Next, the typical vessel pattern of the Japan Esophageal Society classification should be well-understood, and attention should be paid to Type B2 microvessel domains in addition to Type B1 microvessels.

However, there is a problem that Type B2 microvessels show much variation, but we proposed that the correlation between protruding lesions and Type B2 microvessels or their domain characteristics and pT1b-SM2 cancer may be useful. Furthermore, further future research is necessary.

[1]Department of Gastroenterology, Nagaoka Red Cross Hospital, Nagaoka, Japan.

食管鳞癌的放大内镜诊断

——JES 分类 B2 亚分类及其说明

平泽 大 [1]

田中 一平

前田 有纪

松田 知己

中堀 昌人

铃木 宪次郎

五十岚 公洋

名和田 义高

海野 修平

井上 薪

伊藤 聪司

荒川 典之

友兼 正太郎

齐藤 宏章

长南 明道

摘要 ● 食管鳞癌 JES 分类 B2 亚类的定义是"有 3 根以上非袢状的血管的区域"，JES 分类 B2 的检出率为 32.9%，准确率为 72.4%。把 JES 分类 B2 亚类作为黏膜内癌 – 黏膜肌层（T1a–MM）/ 黏膜下层 – 黏膜下层浅层 1/3（T1b–SM1）的指标，阳性预测率较低，为 24.0%。把 JES 分类 B2 再分类为 B2–AVA、B2–Inflammation、B2–Narrow、B2–Broad 的话，只有 B2–Broad 作为较深浸润的指标有用，其正确诊率为 91.4%，阳性预测率改善到 70.6%。JES 分类 B2 中存在变化，构成 AVA 的血管（B2–AVA）和提示炎症的血管（B2–Inflammation）都对深度诊断意义不大，另外的 JES 分类 B2 亚类（B2–Narrow/B2–Broad）暗示范围的大小与癌浸润深度可能相关。

关键词　食管鳞癌　日本食管学会分类　JES 分类　B2
窄带放大内镜　深度诊断

[1] 仙台厚生病院消化器内科　〒980–0873 仙台市青叶区广濑町 4–15
E–mail：hirasawa@sendai–kousei–hospital.jp

简介

2011 年举办的第 65 届日本食管学会学术大会中，公布了对食管鳞癌（squamous cell carcinoma, SCC）的放大内镜分类（JES classification, JES），简便的分类很快得到普及。通过 JES 表浅型鳞癌的深度诊断正确率是 90.5%，实用性很高。但是高正确率是因为确诊率高的 JES 分类 B1 占了多数。

食管鳞癌的 T1a–MM/T1b–SM1（以下称 MM/SM1）的淋巴结转移率约为 13%。因此，MM/SM1 的深度判断对治疗方式的选择很重要。MM/SM1 的 JES 分类 B2 的准确率高达为 93.4%，但是阳性预测率为 75.0%，完善 JES 是今后的课题。

自 JES 出现已过了 8 年，累积了很多的研究成果。在本文中，以提高 JES 分类中 B2 的诊断精准度为目的，分析 JES 分类 B2 亚分类和深度诊断的关联性。

对象

把 2012 年 1 月—2016 年 10 月在本院用内镜黏膜下剥离术（endoscopic submucosal dissection, ESD）进行治疗的食管鳞癌 133 例患者的 152 处病变作为对象 1。回顾内镜图像，抽出 JES 分类 B2 的病变作为对象 2。

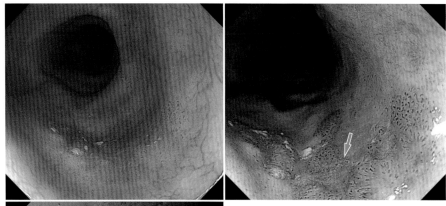

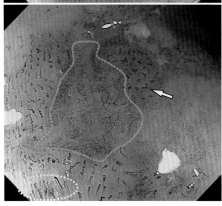

a	b
c	

图1 内镜图像

a 白光内镜图像。胸部中部食管（Mt）的后壁侧有发红色的黏膜。

b a 的 NBI 低倍放大图像。在袢状的血管（JES 分类 B1）低倍放大图像中观察不到血管的部分（绿色箭头）。

c b 的高倍放大图像。b 中绿色箭头部分是用绿色点线圈起的部分。可见缺乏袢形成的血管诊断为 JES 分类 B2。设定绿色点线部分为关注区域，从内镜图像的视野范围开始关注区域的长径是 2mm 诊断为 B2-Narrow。能看到关注区域的边缘有 V 字形特征的血管（黄色箭头）和伸长后的袢状血管团（黄色点线）。

　　JES 分类 B2 在 JES 中被定义为"血管形态高度变化"中"缺乏袢形成的血管"。在本文中是把 JES 分类 B2 定义为在鳞癌的区域内袢状的构造消失了的血管，能观察到 3 根以上非袢状血管的部分作为关注部分。还有，在关注部分中发现显示 JES 分类 B3 的血管的情况时要从对象 2 中去除。

方法

　　根据对象 1 讨论了 JES 分类、B2 的出现频率和深度诊断的准确性。另外，评价了对象 2 的关注区域范围以及有无糜烂，作成 JES 分类 B2 的亚分类，讨论了各自的深度诊断的准确性。

　　主要使用内镜 GIF-H260Z（奥林巴斯公司制

造）回顾内镜图像（**图 1a**），特别是重点回顾窄带放大内镜图像（**图 1b**）。关于关注区域的范围是用 GIF-H206Z 的完整放大状态，只关注参考视野范围约 4mm，算出关注区域的长径（**图 1c**）。没有完整放大图像的情况下，可以从低倍放大的内镜图像和切除标本的实体内镜图像，病理组织学上的发现类推出大小。

　　内镜黏膜下剥离术（ESD）主要是用 hook 刀进行的。切除后的新鲜切除标本用实体显微镜拍摄（**图 1d，e**）。福尔马林固定后间隔 2.5mm 切片（**图 1f**），做成显微镜用标本。NBI 放大内镜图像与新鲜切除标本一一对应（**图 1d**），讨论关注区域应对应切除标本的相应位置以及对应病

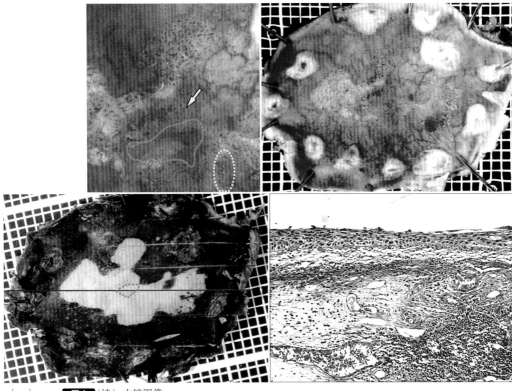

d	e
f	g

图1（续）内镜图像

d 关注区域的新鲜切除标本图像。和内镜图像一一对应，关注区域和绿色点线部分一致。黄色箭头和黄色点线是 c 的形态，分布一致。

e 新鲜切除标本的整体图像。关注区域与绿色点线区域一致。关注区域的长径标本上约 2mm。

f 固定后碘染色的标本。关注区域是绿色点线部分，红色分割线部分的切片上存在关注区域。

g 关注区域的病理组织图像。深度 T1a–LPM 的 SCC。

理组织学中的癌的深度（**图1g**）。

1. JES 分类 B2 的诊断准确性

把关注区域病理组织学上的癌深度作为"金标准"，评估 JES 分类 B2 的诊断能力［敏感度、特异度、阳性 / 阴性反应的预测度（PPV/NPV）］。

2. JES 分类 B2 的亚分类

在本文中把 JES 分类 B2 血管按照下面 4 种分类。

① B2–AVA：非袢状血管（**图 2**）围绕的无血管区 AVA（avascular area）。

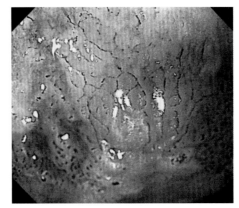

图2 B2–AVA 的 NBI 放大图像。AVA 的大小不足 0.5mm，评价为 AVA–small

② B2–Inflammation：在癌部分中的糜烂和再生黏膜周围可见的非袢状血管（**图3**）。

③ B2–Narrow：B2–Inflammation、B2–AVA 以外的非袢状血管构成的区域长径不足 4mm 的

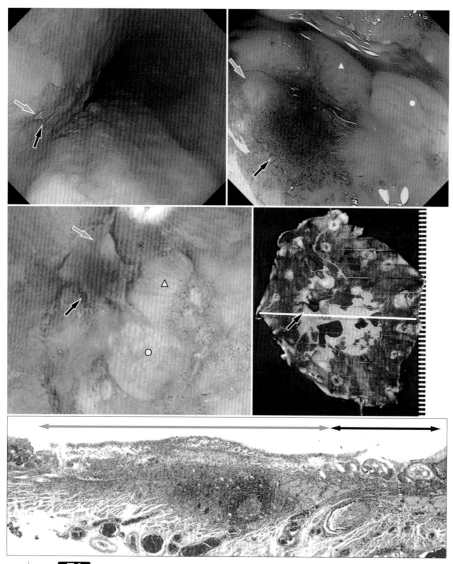

图3

a B2-Inflammation 病例的白光内镜图像。蓝色箭头部分是糜烂。黑色箭头部分是关注区域。

b 关注区域的 NBI 高倍放大图像。蓝色箭头部分有糜烂。黑色箭头部分是关注区域，细短的血管有密集的增生。

c 关注区域的新鲜切除标本。蓝色箭头 / 黑色箭头和＊、△、○各自对应 b 图。

d 固定后碘染色且进行切割的标本。由于黑色箭头是关注区域，所以白色分割线的切片上能观察到关注区域。

e 关注区域的病理组织图像。绿色箭头的区域糜烂且有高度的炎症细胞浸润但是没看到 SCC。黑色箭头部分有炎症细胞浸润和向 LPM 浸润的 SCC。

（**图1**）。也就是在 GIF-H260Z 的完整视野中，一部分观察区域是没有完全包括在内的。

④ B2-Broad：B2-Inflammation、B2-AVA 以外的非袢状血管构成的区域长径是 4mm 以上的

（**图4**）。

本次讨论是研究上述 4 个分类判断各个病变浸润深度的准确率，按 B2-Broad ＞ B2-Narrow ＞ B2-Inflammation ＞ B2-AVA 的顺序做出病变

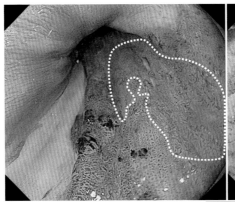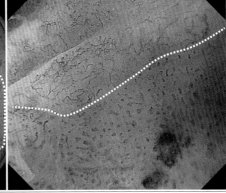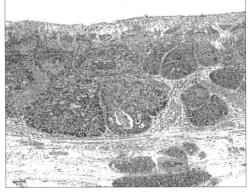

a	b
	c

图4

a B2-Broad 病例的 NBI 图像。有着明确边界线的茶色区域中有白色点线圈起的是 JES 分类 B2 区域。JES 分类 B2 区域长径约 12mm。

b 关注区域的高倍放大图像。白色点线上面是关注区域，长径明显超过 4mm。

c 关注部分中的 SCC 渗入的最深部分的病例组织图像。浸润到了 MM。

范围及浸润深度的判断，并将其做成功率曲线 ROC（receiver operator characteristic curve）。得出 B2-Narrow 和 B2-Broad 的边界值。

结果

1. JES 分类 B2 的频度 / 诊断效率

152 处病变中 JES 分类 B2 有 50 个病变（32.9%）。对象 1 和 2 的患者背景用**表 1** 表示。JES 分类 B3 是只有 1 个病例中的 1 处病变。

JES 分类 B1、B2、B3 的癌浸润深度各自为 T1a-EP/LPM（以下称 EP/LPM）、MM/SM1、T1b-SM2（以下称 SM2）的情况时，诊断精准度用**表 2** 表示。JES 分类 B1：B2：B3 的阳性预测值（PPV）分别是 96.0% : 24.0% : 100%。JES 分类 B2 的 PPV 明显不足。

2. JES 分类 B2 的亚分类

B2-AVA、B2-Inflammation、B2-Narrow、B2-Broad 各为 4 例、12 例、18 例、16 例。这些与癌浸润深度诊断的关系用**表 3** 表示。

表1 对象 1 和对象 2 的患者背景

	对象 1	对象 2
平均年龄（范围）	70.3 岁（47 ~ 89 岁）	69.2 岁（48 ~ 83 岁）
性别（男：女）	120 : 32	36 : 14
肉眼型		
0-Ⅱa	7	1
0-Ⅱb	23	9
0-Ⅱc	118	40
其他	4	0
肿瘤长径（范围）	20.3mm（4 ~ 57mm）	21.1mm（4 ~ 48mm）

· 呈现 B2-AVA 的有 4 例。都是 AVA-small，癌深度都是 LPM。

· 呈现 B2-Inflammation 的有 12 例。癌深度都是 EP/LPM。也有病理组织上在关注区域没有看到癌，只有糜烂的病例。

· B2-Narrow 是 18 例。癌深度是 EP/LPM 的是 14 例，MM/SM1 的有 4 例。

· B2-Broad 是 16 例，EP/LPM 有 5 例，MM/

表2 JES 中癌深度和诊断精准度

JES	深度 (n)			诊断精准度 (%)				
	EP/LPM	MM/SM1	SM2	敏感度	特异度	PPV	NPV	正确诊断率
B1	97	4	0	73.5	80.0	96.0	31.4	74.3
B2	35	12	3	75.0	72.1	24.0	96.1	72.4
B3	0	0	1	25.0	100.0	100.0	97.4	98.2

正确诊断率：72.4%。

PPV：阳性预测值（positive predictive value）；NPV：阴性预测值（negative predictive value）。

表3 JES 分类 B2 的亚分类和癌深度的关系

JES Type B2	深度 (n)		
	EP/LPM	MM/SM1	SM2
B2-AVA	4	0	0
B2-Inflammation	12	0	0
B2-Narrow	14	4	0
B2-Broad	5	8	3

AVA：乏血管区（avascular area）。

SM1 有 8 例，SM2 有 3 例。

3. JES 分类 B2 的亚分类的诊断精准度

在对象 2 中，把 B2-Broad 的 MM 以深，把 B2-AVA、B2-Inflammation、B2-Narrow 的 EP/LPM 作为指标的情况时，B2-Broad 的诊断精准度是 73.3%，特异度 85.7%，阳性预测值（PPV）68.8%，阴性预测值（NPV）88.2%，正确诊断率 82.0%（**表4**）。在对象 1 中，把 B2-Broad 和 JES 分类 B3 作为 MM 以深的指标的情况时，诊断精准度为敏感度 60.0%，特异度 96.2%，PPV 70.6%，NPV 94.1%，正确诊断率 91.4%（**表5**）。

4. B2 血管范围的讨论

只把 B2-Broad 作为 MM 以深的指标的 ROC 用**图5**表示。曲线下面积 AUC（area under the curve）是 0.734，截断值是 4mm（**表6**）。

设计

JES 是简便又精度高的分类。实际上，在对象 1 中 JES 的正确诊断率是 72.3%。但是，关于 JES 分类 B2 的正确诊断率虽为 72.4%，可 PPV 仅为 24.0%。深度诊断与发现诊断不同，在术前必须正确地评价 MM/SM1，以决定治疗方案。因此对于 JES 分类 B2 比起敏感度，PPV 更为重要，改善 JES 分类 B2 的 PPV 是迫切而重要的课题。简便的分类法虽然用起来容易，但另一方面，各种各样的血管形态难以对应的诊断精准度显然会变低。

这次，为了提高 JES 分类 B2 的诊断能力，提倡 JES 分类 B2 的亚分类。把 JES 分类 B2 亚分类分为 4 类，作为深度 MM 以深的指标只有 B2-Broad 是有用的。这样使 JES 分类 B2 的正确诊断率从 72.4% 改善到 82.0%。特别是 PPV 从 24.0% 到 68.8%。

以下是对各分类的释义。

（1）B2-AVA

在 AVA 周围出现的血管有 JES 分类 B1，也有 JES 分类 B2。这个辨别有时候不太容易，根本等是从对病理组织的连续切片的 3D 构建的讨论中报告了构成 AVA 的血管是与呈现 JES 分类 B1 的上皮内乳头状毛细血管袢 IPCL（intra-epithelial papillary capillary loop）样的血管相类似。笔者等也从对 AVA 形成的考察中报告了就算构成 AVA 的血管呈现 JES 分类 B2，若是 AVA-small 的话是 LPM 的深度。也就是在 B2-AVA 的情况时，深度依存着 AVA 的大小，值得注意的是，并不是 JES 分类 B2 就诊断 MM/SM1。

（2）B2-Inflammation

在炎症严重的区域出现的 "缺乏袢形成的血管"，高桥等提出了 B2i 这一概念（intra-vascular background coloration，IVBC），是浓茶色的且缺乏袢形成的血管，具有血管细和密度高这

表4 JES 分类 B2 的亚分类和 B2-Broad 的诊断精准度的关系

JES Type B2	深度（n）		B2-Broad 诊断精准度（%）				
	EP/LPM	MM 以深	敏感度	特异度	PPV	NPV	正确诊断率
B2-AVA							
B2-Inflammation	30	4	73.3	85.7	68.8	88.2	82.0
B2-Narrow							
B2-Broad	5	11					

AVA：乏血管区（avascular area）；PPV：阳性预测值（positive predictive value）；NPV：阴性预测值（negative predictive value）。

表5 JES Type B2-Broad+B3 和诊断精准度的关系

JES	深度（n）		B2-Broad + B3 诊断精准度（%）				
	EP/LPM	MM 以深	敏感度	特异度	PPV	NPV	正确诊断率
B1							
B2-AVA							
B2-Inflammation	127	8	60.0	96.2	70.6	94.1	91.4
B2-Narrow							
B2-Broad	5	12					
B3							

AVA：乏血管区（avascular area）；PPV：阳性预测值（positive predictive value）；NPV：阴性预测值（negative predictive value）。

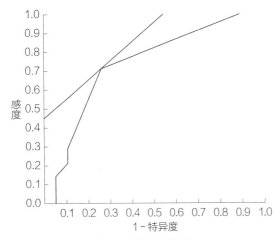

图5 B2-Broad 作为 MM 以深的指标的 ROC

表6 B2-Broad 作为 MM 以深的指标的 AUC

部分长径	1-特异度	敏感度	敏感度-（1-特异度）
10	0.053	0.000	−0.053
9	0.053	0.071	0.018
8	0.053	0.143	0.090
7	0.105	0.214	0.109
6	0.105	0.286	0.181
5	0.211	0.571	0.360
4	0.263	0.714	0.451
3	0.421	0.786	0.365
2	0.895	1.000	0.105
1	1.000	1.000	0.000

一特征。在组织学上是由于上皮变薄或是剥落的状态，所以用内镜看不到本来在上皮中存在的 IPCL 样的 JES 分类 B1。还有报告指出，在鳞癌中有关注区域观察不到的情况有 78%。另一方面，即使是 MM 深的癌症，在高度糜烂的情况下 也 会 呈 现 B2-Inflammation。B2-Inflammation 是对深度诊断没有意义的血管。

在 JES 中，定义"异型性的低肿瘤和因炎症可见的血管是 Type A"。从这个定义也有"用 B2-Inflammation 在关注区域中确认不到癌的情况时应是 JES 分类 A，而不是放入 JES 分类 B2 的范畴。但是，在内镜上有与 JES 分类 A 完全不同的情况。还有，在关注区域中，在内镜上判断癌是否存在有时非常难。是否应该把 B2-Inflammation 放入 JES 分类 B2 的范畴是今后要讨论的课题。

（3）B2-Narrow/Broad

竹内等报告了 JES 分类 B2 的范围和深度的关系，范围的长径不足 7mm 是 MM/SM1，如果超过 7mm 就是 SM2。在此次讨论中，由于 SM2 的病例少，EP/LPM 的病例多，讨论了 EP/LPM 和 MM 以深的诊断指标，考虑范围的长径 4mm 是合理的指标。虽然有必要进一步讨论，但 B2-AVA 和 B2-Inflammation 以外的 JES 分类 B2（也被称为理论上的 B2）是精准的 B2，把关注范围的长径 4mm 和 7mm 作为截断值，可提高准确诊断 EP/LPM、MM/SM1、SM2 的可能性。

在本研究中，JES 分类 B2 的频度是 32.8%，比已有报道高。此次将 JES 分类 B2 的关注领域定义为"在鳞癌中观察到 3 根以上袢状构造消失了的血管的区域"，因此很多病例符合 JES 分类 B2。由于定义的影响，B2-Narrow 的病例数增加，结果与已有报告相比，深度诊断精准度降低。在仅有几根非袢状血管的区域，很少有 MM 以上的血管浸润。另外，JES 分类 B2 所关心的区域非常狭窄，在 2.5mm 范围内不能正确地对该区域进行病理评价的可能性也有。本研究非常严格地对 JES 分类 B2 部分进行了评价，并且有必要设定一个适当的基准来判断 JES 分类 B2。

本文中提倡 JES 分类 B2 的亚分类。提示利用亚分类有提高深度诊断精准度的可能性。诊断的精准度提高是大受欢迎的事情，但由于亚分类会变得复杂和难懂，分类的通用性下降，也有悖于 JES 分类形成的目的——快捷化。

在实际临床中，内镜下的分类非常重要，但 JES 分类 B2 存在各种各样的变化也是客观事实。

作为追求内镜形态诊断学的医生，我认为分类不是最重要的，重要的是考虑所展示的内镜图像是在怎样的过程 / 环境下形成的，从而理解疾病的本质。

总结

关于 JES 分类中 B2 的定义，构成 AVA 的血管的处理等尚有几个争论。但是，本研究显示了 B2-Inflammation 和 B2-AVA 对深度诊断难有贡献，JES 分类 B2 的范围影响深度诊断的考虑将会提高 NBI 放大内镜诊断的精准度。

另外，此次讨论的内容是第 71 届日本食管学会学术集会的专题讨论会 4，以 "B2 血管的讨论（发表人：田中 一平）"为演讲题目进行了演讲。

参考文献

[1] Oyama T, Monma K. Summaries from 65th Annual Meeting of the Japan Esophageal Society on September 26, 2011, Sendai. Esophagus 8：247-251, 2011.

[2] Oyama T, Inoue H, Arima M, et al. Prediction of the invasion depth of superficial squamous cell carcinoma based on micro-vessel morphology：magnifying endoscopic classification of the Japan Esophageal Society. Esophagus 14：105-112, 2017.

[3] 小山恒男，宮田佳典，島谷茂樹，他．第 46 回食管色素研究会アンケート調査報告．胃と腸 37：71-74，2002.

[4] 石原立，飯石浩康．表在食管癌の拡大内視鏡診断—日本食管学会分類に則った血管構造の読み方．Gastroenterol Endosc 56：3818-3826, 2014.

[5] 平泽大，藤田直孝，鈴木敬，他．食管 ESD の実際：糸の違いを含めて—Hook ナイフ．胃と腸 44：365-368, 2008.

[6] 根本哲生，立石陽子．食管表在癌における拡大内視鏡所見と病理組織学的の所見の検討．胃と腸 53：1353-1360, 2018.

[7] 平泽大，藤田直孝，前田有紀，他．日本食管学会拡大内視鏡分類と深達度—深達度診断医における AVA の意義．胃と腸 49：196-203, 2014.

[8] 高橋亜紀子，小山恒男，依光展和．食管表在癌における炎症を示唆する拡大内視鏡所見．胃と腸 53：1362-1370, 2018.

[9] 竹内学，森ゆか理，橋本哲，他．食管表在癌における深達度診断から見た B2 血管の意義．胃と腸 53：1343-1352, 2018.

Summary

Diagnosis of Esophageal Squamous Cell Carcinoma by Magnifying Endoscopy — Variations of JES Type B2 and Their Interpretation

Dai Hirasawa[1], Ippei Tanaka,
Yuki Maeda, Tomoki Matsuda,
Masato Nakahori, Kenjirou Suzuki,
Kimihiro Igarashi, Yoshitaka Nawata,
Shuhei Unno, Shin Inoue,
Satoshi Ito, Noriyuki Arakawa,
Shoutarou Tomokane, Hiroaki Saito,
Akimichi Chonan

The frequency of JES Type B2 esophageal squamous cell carcinoma and the accuracy of its diagnosis were 30.2% and 72.3%, respectively, when this carcinoma was defined as "an area with at least three non-looped blood vessels". When JES Type B2 was used as a predictor of T1a-MM/T1b-SM1, PPV (positive predictive value) was low (24.0%). When JES Type B2 was subdivided into B2-AVA, B2-Inflammation, B2-Narrow, and B2-Broad, only B2-Broad was a useful predictor of T1a-MM and deep lesions with improved accuracy (91.4%) and PPV (70.6%). These results suggest that there are variations of JES Type B2. Of these, blood vessels constituting AVA (B2-AVA) and those suggestive of inflammation (B2-Inflammation) do not contribute to diagnosis of invasion depth. However, for other variations of JES Type B2 (B2-Narrow/B2-Broad), the size of the area may be related to the invasion depth of the cancer.

[1]Department of Gastroenterology, Sendai Kousei Hospital, Sendai, Japan.

食管鳞癌的放大内镜诊断

——特征性血管观察结果的诊断解释

井上 俊太郎 [1]

石原 立

中川 健太郎

大森 正泰

岩上 裕吉

松野 健司

岩坪 太郎

中平 博子

松浦 伦子

七条 智圣

金坂 卓

山本 幸子

竹内 洋司

东野 晃治

上堂 文也

北村 昌纪 [2]

摘要●食管表浅癌通过放大内镜观察能够进行定性诊断和深度诊断。在 2012 年制定的日本食管学会分类中，B3 血管是 "B2 血管的 3 倍以上，且血管直径超过 60μm 的不规则血管"，AVA（乏血管区）是被 Type B 血管包绕的无血管区域或是血管粗糙度的区域，都是对深度诊断的重要观察结果。不规则且细小的网状血管被称为 Type R 血管，反映低分化鳞癌，INFc 的浸润形式的特殊类型。与上皮乳头内毛细血管袢（IPCL）同样属于终末血管的上皮下微血管网（SECN）是 2010 年提出的新发现，暗示与构成日本食管学会的特征性血管的成因有关。这次概述了包括上皮下微血管网（SECN）在内的这些血管的观察结果的特征和意义。

关键词 日本食管学会分类 B3 血管 R 血管 AVA SECN

[1] 大阪国际がんセンター消化管内科 〒541-8567 大阪市中央区大手前 3 丁目 1-69
[2] 同 病理·细胞诊断科

前言

根据淋巴结的转移风险，食管表浅癌的标准治疗大致分为内镜治疗和外科治疗。淋巴结的转移风险与病变的深度相关。因此，术前深度诊断对决定治疗方案是非常重要的。深度诊断方面，除了常规内镜的白光检查和卢戈氏液染色外，NBI（narrow band imaging）放大观察对肿瘤血管的评估是有用的。NBI 放大诊断以井上分类和有马分类为基础，2012 年 9 月创建了统一这些分类的日本食管学会分类（**图1**）。

本分类以白光或 NBI 等图像增强观察中疑似鳞癌的区域为对象，通过高倍放大观察，发现区域内的血管扩张、扭曲、口径不一致、形状不均匀，这 4 种特征都齐全的称为 Type B 血管，诊断为食管癌。Type B 血管根据形态特征分为 B1、B2、B3 血管，分别与深度相关。因此，继癌的定性诊断后，还可以进行深度诊断。此外，AVA（avascular area）和不规则细小网状（reticular，R）血管对癌的定性和深度诊断起到辅助作用，属于分类的一部分。本文将对日本食管学会分类的 B3 血管、AVA、R 血管以及包括 SECN 在内的特征性血管观察结果进行解释。

食管表浅癌的日本食管学会放大内镜分类
Type A：血管形态无变化或轻度变化
乳头内血管（intra-epithelial papillary capillary loop，IPCL）的变化轻微，可认为无变化。
Type B：血管形态高度变化
- B1：扩张、蛇形、口径不一致、形状不均匀的所有 loop 样的异常血管。
- B2：缺乏 loop 形成的异常血管。
- B3：高度扩张的不规则血管（B2 血管的约 3 倍以上，血管直径超过 60μm 的不规则血管）。
- avascular area（AVA）：被 Type B 血管包绕的无血管或是血管较粗糙的区域是 AVA，其大小标记为不足 0.5mm 是 AVA-small，0.5mm 以上不足 3mm 是 AVA-middle，3mm 以上是 AVA-large。

备注 1：可辨认的不规则细小网状（reticular，R）血管，通常是食管癌的低分化型，INFc，特殊组织类型，备注为 R。
备注 2：构成 褐色区域（以 415mm、540nm 为中心的窄带光观察呈褐色的区域）的血管和血管间的色调称为血管间背景黏膜色调（intervascular background coloration）。

图1 日本食管学会分类摘要
［小山 恒男，等．食管鳞癌的放大内镜诊断——日本食管学会分类介绍．消化内镜 24：466-468, 2012 部分改编转载］

Type B3 血管的释义

1. 定义

在日本食管学会分类中 B3 血管定义为“高度扩张的不规则血管”，备注为“B2 血管的 3 倍以上且血管直径超过 60μm 的不规则血管”。井上分类作为 SM 深浸润标志的 type Vn 血管是 IPCL type V-1 血管的约 3 倍。另外，IPCL type V-1 血管的血管直径（约 20μm）相当于 3 个红细胞（7～8μm），因此得到了 60μm 的具体数值。

2. 形态的特征

在 NBI 观察中，B3 血管大多数呈青色调（或绿色），由于高度扩张，呈粗且不规则的蛇形（**图 2**）。癌在黏膜固有层（lamina propria mucosae，LPM）浸润后，上皮乳头开始被破坏，随着癌对黏膜肌层（muscularis mucosa，MM）、黏膜下层（submucosa，SM）的浸润，B1 血管会被没有袢状结构的 B2 血管取代。因此，提示 SM 200μm 以深（T1b-SM2）浸润的 B3 血管周围自然可见较多的 B2 血管。

在肿瘤边缘，肿瘤会向上皮下进展时，把上皮从下面抬起，有时会呈现黏膜下肿瘤（submucosal tumor，SMT）样隆起的形态。在这种病变中，深部正常的树枝状血管有时与 B3 血管类似（**图 3**）。B3 血管呈较深的青色调，多口径不同或不规则分支，这是鉴别要点。

3. 深度诊断中 B3 血管的意义

B3 血管对 T1b-SM2 的深浸润诊断有用（**图 4**）。在日本食管学会分类的讨论中，B3 血管作为 T1b-SM2 癌诊断标志的灵敏度、特异度、阳性预测值、阴性预测值分别为 55%、100%、100%、95.5%。池田等的研究结果分别为 56.9%、99.5%、95.3%、92.6%。两种结果的灵敏度均低于六成。由此可见，没有 B3 血管的 T1b-SM2 癌是存在的，对于这样的病变需要注意深度的解读。

Type R 血管的解释

1. 定义

在食管微血管分类的有马分类中，Type 4 是显示肿瘤浸润的标志，Type 4 血管由脱离乳头的多层状（multilayered，ML）、不规则树枝状（irregularly branched，IB）、网状（R）血管构成。ML、IB 可根据 AVA 的大小预测深度。R 血管与 non-AVA 对应，被认为是没有形成明确的肿块且呈浸润状的低分化鳞癌，INFc 的浸润形式，特殊类型的观察结果。在日本食管学会分类中有这样的记载“有时会发现不规则的网状血管，多为低分化型、INFc 浸润形式、特殊组织类型，备注为 R”（**图 1**），是放大内镜对食管血管观察在定性诊断中的重要结论之一。

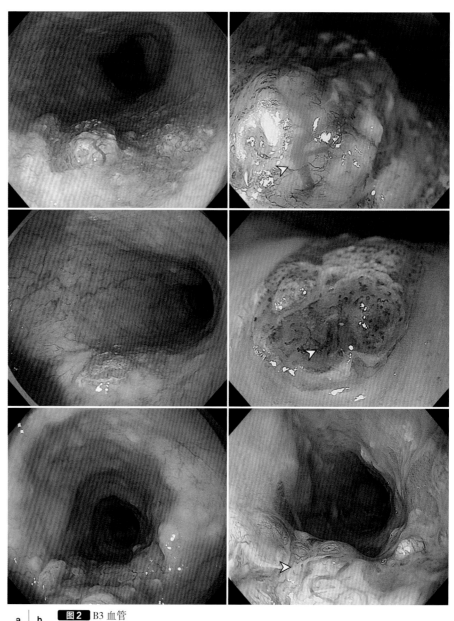

a	b
c	d
e	f

图2 B3 血管

a WLI（white light imaging）图像。

b **a** 的 NBI 放大图像。B3 血管被认为是青色调的不规则蛇形的粗血管（黄箭头）周围可观察到无祥状的 B2 血管。

c WLI 图像。

d **c** 的 NBI 放大图像。B3 血管被认为是青色调的不规则蛇形的粗血管（黄箭头）。周围可观察到无祥状的 B2 血管。

e WLI 图像。

f **e** 的 NBI 放大图像。B3 血管被认为是青色调的不规则蛇形的粗血管（黄箭头）。周围可观察到无祥状的 B2 血管。

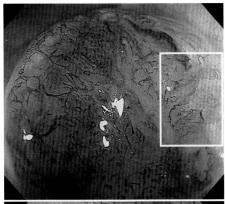

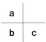

图3 边缘的 B3 样血管。边缘呈 SMT 样隆起病变，黄框部分可见 B3 样血管

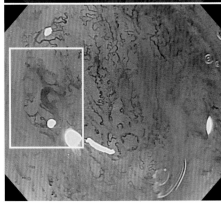

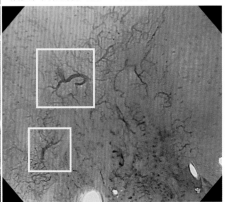

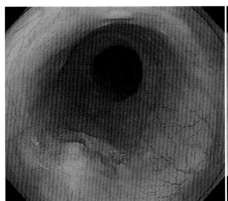

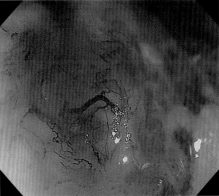

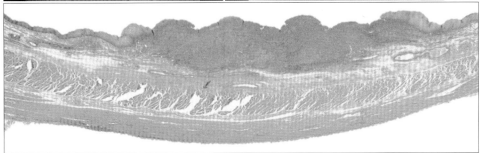

图4 B3 血管

a WLI 图像。

b NBI 图像。

c 病理组织图像。肿瘤浸润 T1b-SM2 以深。

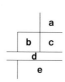

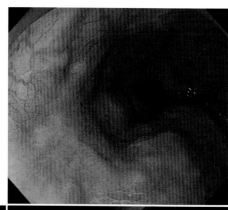

图5 Type R 血管

a WLI 图像。

b NBI 图像。认定是网状的异常血管（黄框部）。

c NBI 低倍放大图像。认定是网状的异常血管。

d，e 病理组织图像。**e** 是 **d** 的蓝色框部分放大图像，进展至鳞状上皮下，认为是低分化型鳞癌。

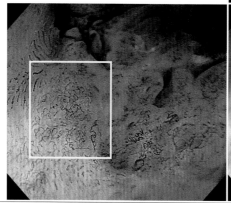
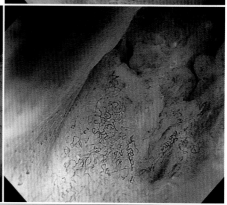

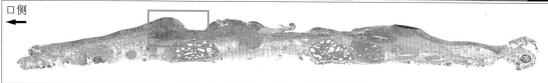

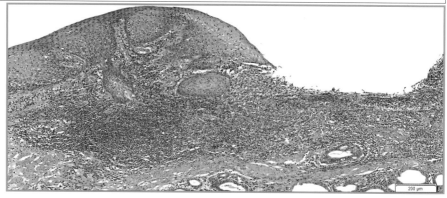

2. 形态特征

褐色调区域的特征是血管密度低，呈现极细的网状结构，口径不一致的现象非常明显，没有襻状结构（**图5**）。需要注意的是，食管炎时，可以观察到 Type R 样的不规则的无襻状结构的血管及一部分的 B2 血管。在食管癌褐色调区域观察到伴有明显口径不同的网状血管的情况，需要考虑 Type R 血管。

3. Type R 血管的意义

Type R 血管反映的是低分化鳞癌，INFc 的

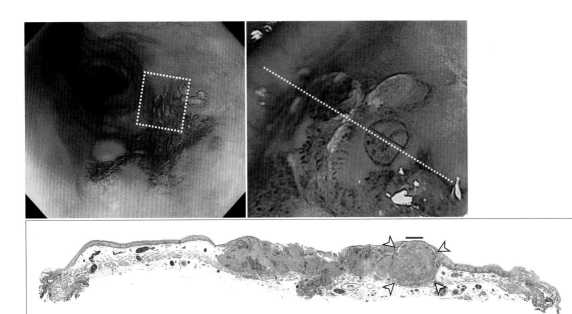

a	b
	c

图6

a，b NBI 图像。b 是 a 的白虚线框的放大图像. 的黄色虚线是标本的分割线。

c 病理组织图像。形成肿块（黄箭头）并进展。红线是 b 的红线部分。

浸润形式，特殊组织类型。这种病理组织学所见多见于肿瘤深部，这种情况的内镜图像和普通鳞癌是一样的。另一方面，这种病理组织学可见血管扩张到黏膜表面 Type R 血管。这一结论出现的频率较低。有马等的前瞻性研究中，除了 Barrett 食管癌以外的食管浅表癌（pT1a-LPM ~ T1b-SM3）中 Type R 血管的出现频率约为 5%，低分化鳞癌、特殊组织型以及 INFc 浸润形式的患者中 Type R 血管的出现频率仅为 36%。Type B 血管和 AVA 是有助于深度诊断的主要标志，由于 Type R 血管对肿瘤的定性诊断有贡献，所以虽然出现频率较低，但仍可以说是重要的观察结果。

无血管区（AVA）的解释

1. 定义

在日本食管学会分类中，AVA 被定义为 Type B 血管包绕的无血管区域，或是血管模糊的区域。AVA 与 Type R 血管一样，是由有马等提出的概念，是反映在肿瘤浸润部分形成的肿块

的观察结果（**图 6**）。AVA 的大小与肿块的大小和浸润深度有关，被应用于深度诊断。

2. 形态的特征

AVA 是被 Type B 血管包绕的乏血管区域的总称。分类为不足 0.5mm 是 AVA-small，0.5mm 以上不足 3mm 是 AVA-middle，3mm 以上是 AVA-large（**表 1**）。被缺乏袢状结构的血管（主要是 B2 血管）包绕的 AVA 的大小与深度相关，被 B1 血管包绕的 AVA（**图 7**），无论大小，都对应 T1a-EP/LPM。在开始内镜检查前，用黑帽对应表（Olympus 公司制造）调节放大内镜的焦点并拍摄图像（**图 8a**），在输入观察结果时可以通过对比来确认大小，非常方便（**图 8b，c**）。

另外，AVA 是被 Type B 血管"包绕"的区域。只有一部分被 Type B 血管包绕的乏血管区域（**图 9a**）或被白苔覆盖，乍一看乏血管形成的区域（**图 9b ~ d**）不包括在 AVA 中。

3. 深度诊断中 AVA 的意义

在过去的报告中，把缺乏袢状结构的血管包绕的 AVA-small 作为 T1a-EP/LPM，AVA-

表1 AVA 及其推定深度

放大内镜发现	推定深度
loop 血管（B1 血管）包绕的 AVA	
AVA-small	T1a-EP/LPM
AVA-middle	T1a-EP/LPM
AVA-large	T1a-EP/LPM
non-loop 血管（B2、B3 血管）包绕的 AVA	
AVA-small	T1a-EP/LPM
AVA-middle	T1a-MM/T1b-SM1
AVA-large	T1b-SM2

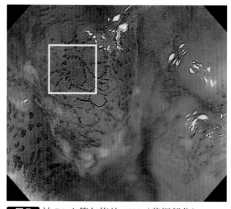

图7 被 B1 血管包绕的 AVA（黄框部分）

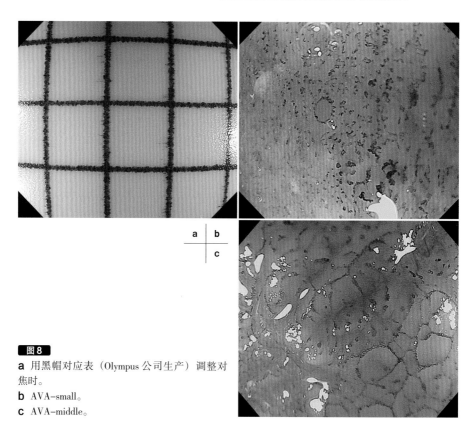

a b
c

图8
a 用黑帽对应表（Olympus 公司生产）调整对焦时。
b AVA-small。
c AVA-middle。

middle 作为 T1a-MM/T1b-SM1，AVA-large 作为 T1b-SM2 以深的对应，其诊断正确率分别为 71% ~ 95%、62% ~ 80%、97% ~ 100%，AVA 整体的诊断正确率为 70% ~ 92.3%。在本科过去的研究中，只有 B1 血管包绕的 AVA 对应深度 T1a-EP/LPM 的诊断正确率为 93.8%（15/16）。

B1、B2 血管反映了随着肿瘤浸润的乳头结构有无破坏，AVA 反映了肿块的大小。由于相互反映肿瘤的不同侧面，B 血管和 AVA 的推测深度有时会出现偏离。具体的例子有 AVA-small 和 AVA-large，两种结果都是周围被 B2 血管包围，但对应的深度不是反映 B2 血管的 T1a-MM/T1b-SM1，而是分别在 T1a-EP/LPM、T1b-SM2 以上。这种情况下的深度，优先考虑 AVA 而不

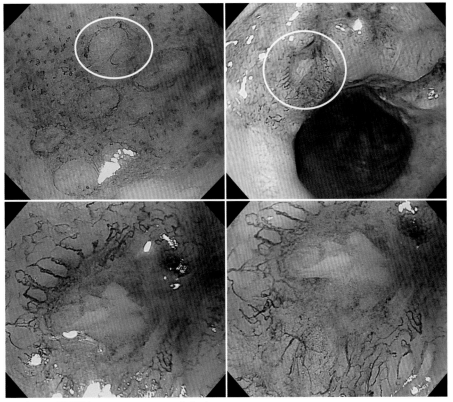

a	b
c	d

图9 不能称为 AVA 的观察结果
a 虽然是乏血管区域，但没有被 b 血管"包绕"（黄圈部分）。
b~d 乍一看是乏血管（**b** 的黄圈部分），剥掉白苔后可见血管（**c**，**d**）。

是 B2 血管。在仅靠 B1、B2 血管预测深度不够的情况下，通过添加反映肿块大小的 AVA，可以实现更高精度的预测。AVA 的灵敏度为 8.4%~23%，虽然很低，但作为推测肿瘤深度的预测，是辅助 B 血管的重要预测指标。

上皮下血管网状组织（SECN）

1. 概念

与上皮乳头内毛细血管襻（intra-epithelial papillary capillary loop，IPCL）一样，SECN 是终末血管，是 Kumagai 等在 2010 年报告的新发现。虽然都是上皮下存在的血管，但 IPCL 是在乳头构造内垂直方向走行的血管，而 SECN 是在上皮基底层直下水平方向走行的血管（**图10**）。从黏膜肌层的正上方水平走行的树枝状血管分支出来的血管，在黏膜固有层形成后，在上皮直下形成

血管网。这个血管网是 SECN，另外在上皮乳头内垂直竖起的血管是 IPCL。

2. 形态的特征

在乳头结构内观察到沿垂直方向走行的 IPCL 为襻状结构，而 SECN 是在深部的树枝状血管内侧观察到的细小的血管网。放大观察胸部下段食管（**图11a，b**）和胸部中段食管（**图11c，d**）的正常黏膜，特别是在胸部下段食管中，容易确认水平方向走行的 SECN 的存在。在胸部中段（或上段）食管处，强行压迫食管黏膜，暂时切断包括树枝状血管在内的血流后，再慢慢解除压迫，这样一来，就可以实时观察树枝状血管中连续的血液流向 SECN 的情况（**图12**）。

3. SECN 的意义

SECN 和 IPCL 一样被认为是终端血管，和

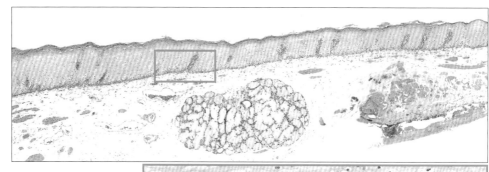

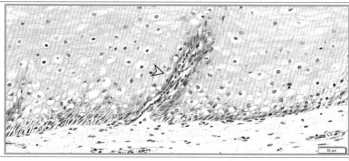

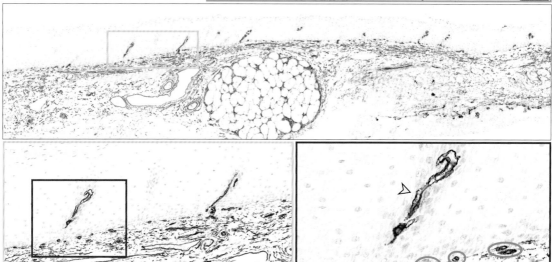

图10 正常食管病理组织图像（颈部）

a HE 染色。

b HE 染色（a 的蓝框部分放大图像），黄色箭头是 IPCL。

c CD34 染色。

d CD34 染色（c 的黄框部分放大图像）。

e CD34 染色（d 的红框部分放大图像）。黄色箭头是 IPCL，绿色圆圈部分是 SECN（在上皮下观察）。

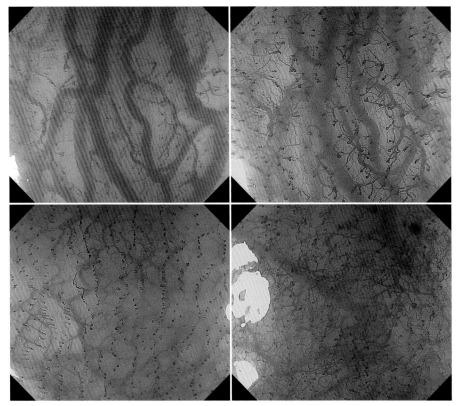

<table>
<tr><td>a</td><td>b</td></tr>
<tr><td>c</td><td>d</td></tr>
</table>

图11 SECN

a，b 胸部下段食管的正常 WLI 图像和 NBI 图像。

c，d 胸部中段食管的正常 NBI 图像和 NBI 放大图像。

IPCL 一样，随着肿瘤的发育进展和浸润，血管形态也会发生变化。日本食管学会的分类是基于 IPCL 变化进行分类，在食管癌的定性诊断和深度诊断上被广泛认可。B2 血管和 Type R 血管等没有袢状结构的肿瘤血管与 SECN 有何关联尚不明确，这是今后的研究课题。

结论

此次，除了包含在食管学会分类中的特征性血管外，还展示了新发现——SECN。表浅食管癌的微血管观察是一种可以鉴别癌和非癌以及深度诊断的好方法。理解这些观察结果的临床、病理学特征和意义是很重要的。另外，通过明确新发现的 SECN 随着肿瘤的生长和进展将如何变化，我们期待日本食管学会分类的进一步发展。

参考文献

[1] Inoue H. Magnification endoscopy in the esophagus and stomach. Dig Endosc 13：S40-41, 2001.

[2] 井上晴洋，加賀まこと，南ひとみ，他. 拡大内視鏡による分類—食管：IPCLパターン分類とECA分類. 胃と腸 42：581-588, 2007.

[3] Arima M, Tada M, Arima H. Evaluation of microvascular patterns of superficiall esophageal cancers by magnifying endoscopy. Esophagus 2：191-197, 2005.

[4] 小山恒男，門馬久美子，幕内博康. 食管扁平上皮癌の拡大内視鏡診断—日本食管学会分類の紹介. 消内視鏡 24：466-468, 2012.

[5] 熊谷洋一，戸井雅和，川田研朗，他. 表在食管癌の血管新生—拡大内視鏡観察と分子生物学との関連. Gastroenterol Endosc 54：2062-2072, 2012.

[6] Kumagai Y, Inoue H, Nagai K, et al. Magnifying endoscopy, stereoscopic microscopy, and the microvascular architecture of superficial esophageal carcinoma. Endoscopy 34：369-375, 2002.

[7] 池田晴夫，井上晴洋，佐藤裕樹，他. 日本食管学会拡大内視鏡分類と深達度—深達度診断におけるB3血管の意義. 胃と腸 49：186-195, 2014.

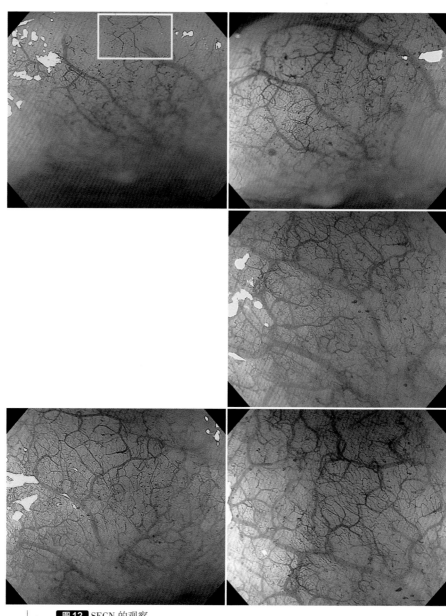

a	b
	c
d	e

图12 SECN 的观察

a 胸部中段食管 NBI 扩大（强压迫）图像。SECN 隐约可见（黄框部分）。

b NBI 放大图像。轻轻解除 **a** 的压迫状态。在树枝状血管血流恢复的同时，SECN 也能同时确认血流恢复的图像。

c~e NBI 放大图像。压迫后血管会暂时扩张，容易识别网状的 SECN。

[8] 有馬美和子，有馬秀明，多田正弘．拡大内視鏡による分類—食管：微細血管分類．胃と腸 42：589-595, 2007.

[9] 有馬美和子，都宮美華，吉井貴子，他．日本食管学会拡大内視鏡分類と深達度—Type R 血管と組織像．胃と腸 49：213-221, 2014.

[10]平泽大，藤田直孝，前田有紀，他．日本食管学会拡大内視鏡分類と深達度—深達度診断における AVA の意義．胃と腸 49：196-203, 2014.

[11]石原立，青井健司，松浦倫子，他．表在食管癌の深達度診断における AVA の意義．胃と腸 49：204-211, 2014.

[12] Kumagai Y, Kawada K, Yamazaki S, et al. Prospective replacement of magnifying endoscopy by a newly developed endocytoscope,

the "GIF–Y0002". Dis Esophagus 23: 627–632, 2010.

Summary

Endoscopic Diagnosis of Esophageal Squamous Cell Carcinoma — Interpretation of Characteristic Blood Vessel Findings

Shuntaro Inoue[1], Ryu Ishihara,
Kentaro Nakagawa, Masayasu Omori,
Hiroyoshi Iwagami, Kenji Matsuno,
Taro Iwatsubo, Hiroko Nakahira,
Noriko Matsuura, Satoki Shichijo,
Takashi Kanesaka, Sachiko Yamamoto,
Yoji Takeuchi, Koji Higashino,
Noriya Uedo, Masaki Kitamura[2]

It is possible to perform qualitative and depth diagnosis of superficial esophageal cancer using magnifying observation endoscope. In 2012, the Esophagus Society Classification was developed as an expanded endoscopic classification of superficial esophageal cancer and became indispensable for diagnosis. B3 vessels and AVA (avascular area) are important findings for depth diagnosis, whereas Type R blood vessels are important findings for qualitative diagnosis. In this paper, the features and significance of these vascular findings have been explained.

[1]Department of Gastrointestinal Oncology, Osaka International Cancer Institute, Osaka, Japan.
[2]Department of Pathology and Cytology, Osaka International Cancer Institute, Osaka, Japan.

Barrett 食管腺癌（浅表癌）的放大观察

——基础和最新发现

乡田 宪一 [1]

岛村 勇人 [2]

岩谷 勇吾

古桥 广人 [3]

原 裕子

土桥 昭

阵内 秀仁 [1]

菅谷 武史

土田 幸平

富永 圭一

真岛 雄一

室久 俊光

饭岛 诚

入泽 笃志

摘要● 在日本虽然 Barrett 食管腺癌依然很罕见，但是随着胃食管反流病（GERD）罹患率的上升，Barrett 食管腺癌增加的状况仍堪忧。晚期的 Barrett 食管腺癌预后不良，因此通过内镜检查早期发现很重要。在日本，大多数 Barrett 食管腺癌位于内镜很难观察的食管胃接合部，因此必须要熟悉一般内镜观察下早期发现的窍门和放大观察下的内镜诊断。本文试图以笔者等的经验和国内外的临床研究结果为基础，从 Barrett 腺癌早期发现的重要基本技术，到最近所提倡的日本食管学会 Barrett 放大内镜分类进行解说。

关键词　Barrett 食管（Barrett's esophagus）
食管腺癌（esophageal adenocarcinoma）
内镜（endoscopy）
放大内镜（magnification endoscopy）
窄带放大成像（NBI）

[1] 獨協医科大学消化器内科　〒321-0293 栃木県下都賀郡壬生町北小林 880
[2] 昭和大学江東豊洲病院消化器センター
[3] 東京慈恵会医科大学内視鏡科

简介

食管腺癌在欧美诸国被认为是过去三四十年中增长倍数最明显的恶性疾病之一，在日本还是很罕见的。

但在这数十年中，随着胃食管反流病（gastro-esophageal reflux disease，GERD）的增加和幽门螺杆菌 H. pylori（Helicobacter pylori）细菌感染率的降低，与 GERD 明显相关 Barrett 食管（Barrett's esophagus）的增加着实令人担忧。由于 Barrett 食管也是腺癌的癌前病变，因此，食管腺癌的增加也让人畏惧。实际上，在日本胸部外科学会的年度报告（2015 年）中，虽然包括 Barrett 食管导致的食管腺癌的比例约占全食管恶性疾病的 7%，相对比较罕见，但在过去的十多

年中，从 200 例增加到 700 例，显示了明显的增加倾向，鳞状细胞癌的比率也正在倍增。

晚期的食管腺癌的 5 年生存率是 15% ~ 20%，预后不良。因此有必要对 Barrett 食管进行定期的随访，早发现是改善其预后的关键。不过，检查癌前病变（dysplasia）和早期 Barrett 食管腺癌最有用的方式是包括活检的内镜检查，一般观察想找出癌前病变和早期 Barrett 食管腺癌很困难。在欧美，多数长段 Barrett 食管 LSBE（long segment Barrett's esophagus）以及内镜检出特别困难的肿瘤性癌前病变是多发且弥漫性发生的。一方面，日本的大多数 Barrett 食管是短段 Barrett 食管 SSBE（short segment Barrett's esophagus），发生在短段 Barrett 食管的肿瘤多数是单发性和局限性的。实际上，在笔者等的讨论

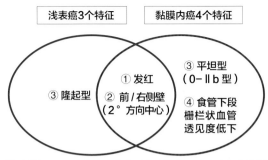

图1 Barrett 食管腺癌的典型的内镜像。浅表癌 3 个特征和黏膜内癌 4 个特征

中多发性的病例是很罕见（4/148，3%：未发表数据）。还有，由于 SSBE 的观察范围不大，能在短时间内进行放大观察，若采用图像增强技术的话，会更加简便。因此，采用图像增强技术的放大内镜下观察精准活检。在日本是最准确的 Barrett 食管腺癌的检出方法。本文是以应用了最普及的窄带成像（narrow band imaging）图像增强技术的放大观察为中心，论述针对 Barrett 食管浅表癌（未累及黏膜下层的腺癌）的内镜诊断的基础和最新发现。

Barrett 食管浅表癌的诊断要点——以一般内镜观察为中心

各地区通过一般的白光观察是消化内镜检查的基础，用一般内镜检查筛查出应该放大观察的病变，是使浅表癌的检出精度提高的极为重要的一点。但是，Barrett 食管浅表癌的病例数少，其典型的内镜图像也有很多疑问。

笔者等解析的从日本国内 10 个机构中在内镜和外科切除的 Barrett 食管浅表癌患者 168 例，175 个病变的一般内镜图像的结果：大多数（90%）表现为：①发红，占 2/3 以上（72%）的病变；② 2°方向作为主体局限在前 / 右侧壁，超过半数（52%）；③隆起型（也就是"表浅癌 3 个特征"，**图 1**）。

典型的隆起型的 0-Ⅰ型的淋巴结转移率与 0-Ⅱ型相比明显增高（70%：11%）。实际上 0-Ⅰ型约七成（69%）是黏膜下层（SM）浸润

癌，0-Ⅱb 型大多数（88%）是黏膜癌（M 癌）。在欧美的多中心分析中，M 癌的淋巴结转移率明显低于 SM 浸润癌，并且是很罕见的（< 2%：29%）。即使在全国多所机构讨论中，浸润深度到达黏膜固有层（lamina propria mucosa，LPM）的 101 个病变中也全无淋巴结转移。

综上，在本文中，作为诊断用内镜切除可以根治的没有淋巴结转移的"真正的早期癌"的标准，前述的浅表癌的 3 个特征中"隆起型"以外的 2 个特征：①发红；②局限于前 / 右侧壁（2°中心）；③平坦型（0-Ⅱb 型）；④食管下段栅栏状血管透见度低下，想提议构成"黏膜内癌的 4 个特征"（**图 1**）。关于④在 Matsui 等的讨论中也报告了 20mm 以下的 Barrett 食管浅表腺癌约占半数（43.3%）是显示无法辨认栅栏状血管像红肿的 SSBE。显示"黏膜内癌 4 个特征"的典型病例如［**图 2**，**病例 1**］所示。

针对 Barrett 食管浅表癌的 NBI 放大内镜观察

1. 放大内镜观察技术的基础

前置和观察的要点（目标是病变处和关注部位）用**图 3a** 表示，将在以下详细说明。

（1）给予抗酸剂

对于伴随重度 GERD 的病例，在放大内镜检查前一周以上要服用质子泵抑制剂（proton pump inhibitor，PPI）来抗炎，以提高镜下显示红肿的浅表癌的辨认度。

（2）给予解痉剂

在日本，Barrett 食管大多数是 SSBE，几乎都是在受食管下段蠕动和括约肌的收缩及心搏影响的食管胃接合部（esophagogastric junction，EGJ）或在其附近进行放大观察。蠕动、收缩和心搏可导致：①促进了由于内镜前端和病变接触所导致的出血；②对焦和成像困难。因此，笔者等会根据患者是否患有糖尿病，将对心搏没有影响的胰高血糖素作为第一选择，其次选择使用解痉剂。

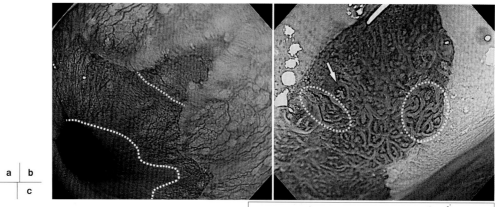

图2 [病例1]发生在 SSBE 的 Barrett 食管腺癌

a 靛蓝分布像。在 EGJ 的 2 点钟方向认为有发红的近乎平坦的三角状 SSBE，呈发红状。在 SSBE 部中，无法透见食管下段栅栏状血管［发红部分的下端（黄色点线）和食管下段栅栏状血管下端（白色点线）］

b NBI 高倍放大图像。呈大小不对称的点状至管状的 pit 构造，一部分可见海星状的非典型构造（黄色箭头）。认为还有伴有脱离构造不规则走行的口径不同的非典型血管（特别是黄色点线内）。

c 病理组织像。实施 ESD（endoscopic submucosal dissection）后的结果在病理组织学上是局限于黏膜层内（到双重肌板的浅层）的高分化性管状腺癌（10mm×5mm，0–Ⅱb 型，高分化型，pT1a-SMM，ly0，v0，pHM0，pVM0）

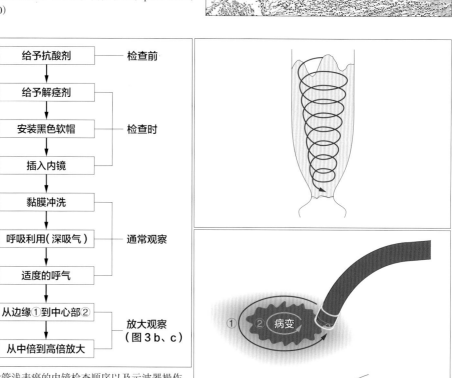

图3 针对 Barrett 食管浅表癌的内镜检查顺序以及示波器操作的技巧

a 针对 Barrett 食管浅表癌的内镜检查技术（一般至放大观察）。

b Barrett 食管整体的低倍至中倍放大观察时的示波器的操作（图表）。

c Barrett 食管浅表癌部分的中倍至高倍放大观察时的示波器操作（图表）。

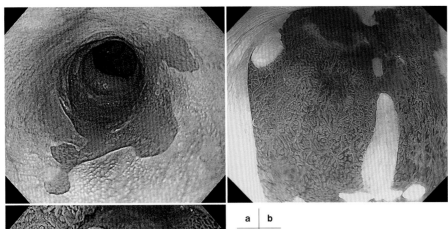

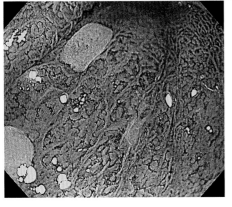

a	b
c	

图4 [病例2] 在 C0.7/M5.0 的 SSBE 中发生的食管腺癌

a 白光内镜像。虽然可见之前医院的 ESD 瘢痕、扁平上皮化（12 点钟方向），无法指出有明显的病变。

b NBI 低倍~中倍放大像。有伴随同大小、形状都不均一的黏膜构造一起不规则的弯曲分歧的非典型血管（一部分，多重化）的存在。

c NBI 高倍放大图像。黏膜模样不清晰化，认为有枯枝状的不规则弯曲、分歧的口径不同的非典型血管。施行全周 ESD 后的结果，在组织学上是 0-Ⅱb 型、长径 56mm 的表层放大型腺癌（高分化型），侵入深度 pT1a-LPM、ly0、v0、pHM0、pVM0。

（3）安装黑色软帽

在内镜前端把帽伸出 1~2mm 的状态下来安装的话，对内腔窄小的食管胃结合部和确保蠕动时的视野是有用的，也对保持放大观察时的焦距是有用的。从预防出血的观点，也推荐使用黑软帽而不是透明的塑料帽。

（4）黏膜冲洗

尽量冲净包括 Barrett 食管的食管内腔面，努力除去黏液和唾液。

（5）深吸气时的观察

由于横膈膜-食管穿过向腹腔侧移位，腹腔内压和纵隔内压的压差值变大，由于胃贲门部向食管侧偏离，因此有可以全方位辨认鳞柱交界部 SCJ（squamo-columnar junction）的可能。

（6）适度的呼气

由于出血是妨碍 NBI 放大观察最大的原因，虽然在非放大观察时应该充分扩张管腔，但在放大观察时要把管腔内的空气量稍微减少，以使黏膜面的伸展减弱。由于能减小接触内镜前端时所

产生的摩擦和冲击，这样能降低出血的风险。

（7）低倍~中倍放大观察

首先把 Barrett 食管完全用中度的放大倍数观察黏膜，若黏膜有异常（消失或不规则），可以稍微减少空气量，一边用放大杆聚焦焦点，一边将帽前端在黏膜上慢慢滑动，同时边旋转边观察黏膜（**图3b**）。

（8）中倍~高倍放大观察

发现病变之际，镜下观察建议遵循"从边缘向中心"的原则（**图3c**）。由于病变部容易出血，要向病变部位缓慢小心靠近，放大观察从病变部的边缘开始。此时，虽然为了使内镜稳定有必要以软帽前端接触黏膜面，但这个支点一定要放置在病变的外侧（**图3c**）评价病变部与周围黏膜的表面结构（mucosal pattern，MP）的差异，上皮性和非上皮性病变的鉴别是看有无肿瘤界线（demarcation line），最后在目标的中心部进行高倍放大观察。此处要仔细观察包括微小血管结构（vascular pattern，VP）的表面结构，一边

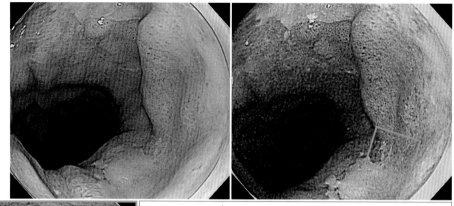

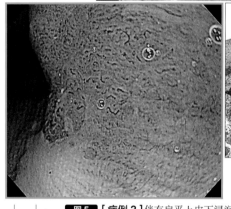
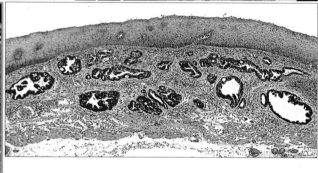

图5 **[病例3]**伴有扁平上皮下浸润的 Barrett 食管浅表癌

a	b
c	d

a 白光内镜像。在 EGJ 11 点钟～4 点钟方向认为有显示褪色的扁平隆起型病变。

b NBI 非放大像。认为在褪色扁平隆起的口侧的扁平上皮有浅茶色变化。

c b 的蓝色框部分放大像。在导致茶色变化的扁平上皮部的 NBI 放大观察中，可透见扁平上皮下有伴有扩张口径不同的非典型血管。

d ESD 标本病例组织像。认为是在扁平上皮下浸润的中～高分化型腺癌的像。

判定非典型病变的种类和程度，一边推断组织学的非典型程度，即判断良恶性诊断[**病例2，图4**]。放大观察后，从防止出血的观点出发，要注意先暂且远离病变。

2. 扁平上皮下浸润的诊断[病例3，图5]

与 Barrett 食管的口侧端的鳞柱交界部连接的 Barrett 腺癌，有 52% 可见扁平上皮下浸润，同样的病例报告有几例。因此，对与鳞柱交界部连接的 Barrett 腺癌，有必要考虑向口侧的扁平上皮下的浸润因而进行慎重的范围诊断。普通内镜发现，连接 Barrett 食管腺癌的扁平上皮部有黏膜下肿瘤（submucosal tumor，SMT）样隆起和浅表红肿变化等，但在上皮下浸润的肿瘤组织少的时候，只用一般观察辨认是很困难的。研究报告显示，扁平上皮下伸展部在 NBI 观察下显示褐色，放大后可观察到绳索状非典型血管。

3. 放大内镜诊断的要点

如前述，以 NBI 放大内镜诊断的 MP/VP 为基础，在欧美早已形成体系化。

但是，这些基本被分成两种非肿瘤性病变[致癌成因的特殊肠上皮化生（specialized intestinal metaplasia，SIM）和非 SIM]和一种肿瘤性病变（不典型增生/癌）的 3 个阶段，由于分类很复杂，提倡多种分类导致混乱，因此没有在实际临床中普及。有报告相继指出，存在来自 SIM 的致癌机制。另外，由于 SIM 诊断的临床意义正在降低，为了支持这两种放大内镜观察结果，即 SIM 和非 SIM 相结合的非 SIM 肿瘤和作

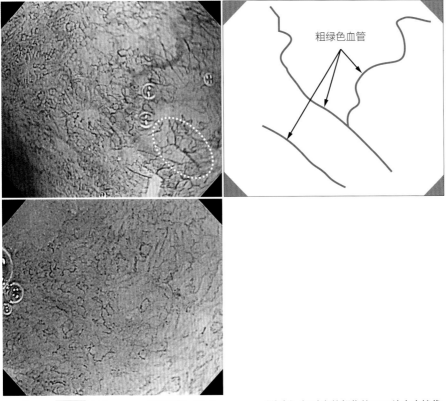

粗绿色血管

a	b
	c

图6 与 flat pattern（非肿瘤）和 absent pattern（肿瘤）相对应的部位的 NBI 放大内镜像

a，b flat pattern。呈现有光泽的平滑的黏膜面，看不到黏膜构造。虽然认为有 normal-appearing long-branching vessels（蓝色点线内）和显示轻度的口径不同的血管构造。但可透见缓慢弯曲的粗绿色血管（greenish thick vessels）。活检组织标本是伴有肠上皮化生的非肿瘤黏膜。

c absent pattern。认为有无黏膜构造的平滑的黏膜面和不规则弯曲的血管构造。虽然可见非典型血管但看不到粗绿色血管（GTV，greenish thick vessels）在 ESD 标本上，认为是分化型腺癌（tub2＞tub1）的像。

[a,b：Goda K, et al. Newly developed magnifying endoscopic classification of the Japan Esophageal Society to identify superficial Barrett's esophagus-related neoplasms. Esophagus 2018（Epub ahead of print）一部分更改后转载]

为内镜治疗对象的肿瘤（异型增生 / 癌症），提倡只把 MP/VP 各自大致分成规则 / 不规则两种简略的分类（也就是 BING 巴雷特国际分类）。

在上消化道中，存在着被称为 Barrett 食管特有的扁平型的无 MP 的非肿瘤黏膜（**图6a，b**），是导致 NBI 放大内镜诊断困难的原因之一。扁平型是通过 Kara 等根据无 MP 和正常的栅栏样血管被最初定义的。无 MP 的扁平型是与在日本广泛普及的早期胃癌的放大内镜分类（VS classification）中的阴性型（**图6c**）相类似。由

于阴性型是疑为肿瘤（癌）的放大内镜所见的，因此对日本的内镜医生来说，要比欧美的内镜医生更加无法把扁平型作为非肿瘤（非癌）来识别，以及更明确地定义。

在笔者等所在的多个机构的讨论中，提取了无 MP 的非肿瘤（非癌）黏膜的典型的 NBI 放大内镜所见，发现：①没有明显的边界性（no demarcation line）；②无 MP 的完全平坦而且有光泽的黏膜面；③在上皮下能透视绿色的粗静脉，暗示有扁平型的特征。用这 3 个镜下发现

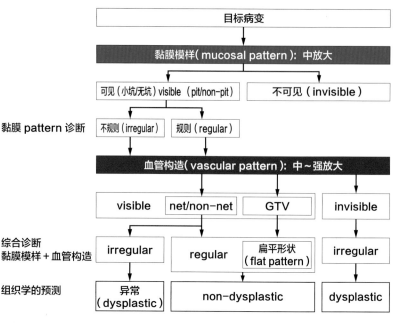

图7 使用 JES-BE 分类的放大内镜诊断的流程图
GTV：绿色（的）粗血管（greenish thick vessels）。

定义扁平型，8 个内镜初学者对扁平型的正确诊率从讲课前的 13% 上升到讲课后的 90%，有了显著的提高。因此，内镜初学者也能理解笔者等修改后的扁平型定义，提示有助于 NBI 放大内镜诊断精准度的提高。

针对 Barrett 食管·腺癌的日本食管学会放大内镜分类

在过去简化的 BING 分类中，规则 / 不规则的判定基准模糊不清，内镜分类不仅仅是为了操作，更是为了通过分类的普及提高诊断的精准度和效率。于是，最近日本食管学会立足于内镜医生的 Barrett 食管腺癌相对的放大内镜分类（JES-BE 分类）与诊断方案一起，提出了 JES-BE 分类（**图7**）。在 JES-BE 分类中，与 MP/VP 一同，在首先评价辨认性（可见 / 不可见）之后，只在可见的情况下评价（MP：凹陷 / 非凹陷；VP：网状 / 非网状，**图8**）具体的类型。最终的病理组织学结论是综合 MP、VP 来判断。另外，关于前述的扁平型，根据修改定义明确分类为标准分型的亚型。

由日本国内 11 个机构参加的国内多机构研究结果：由 10 名内镜医生使用 JES-BE 分类讨论合并了发育异常、无发育异常的 156 张 NBI 放大内镜图像后，只以 MP 为基础的诊断精准度与通过 MP、VP 这两个的诊断精准度没有显著差异（unpublished data）。根据这一结果，今后，把本分类的普及作为目标，积极开展包括内镜初学者的临床应用以及其合理性和可靠性（重复性）的多中心讨论，并进一步简化。

总结

最近，日本内镜学会主导的关于 LSBE 的致癌风险的国内多机构队列研究报告，日本的 LSBE（最大长 ≥ 3cm）与欧美的 LSBE 相比，有同等以上的致癌风险。因此，今后，日本的内镜医生必须要比现在对 Barrett 食管腺癌的内镜诊断更加熟习和精通。内镜医生负有早期发现内镜可根治癌症的使命。本文所述的 Barrett 食管放大内镜技术和诊断体系，如果能帮助其完成使命，将是莫大的荣幸。

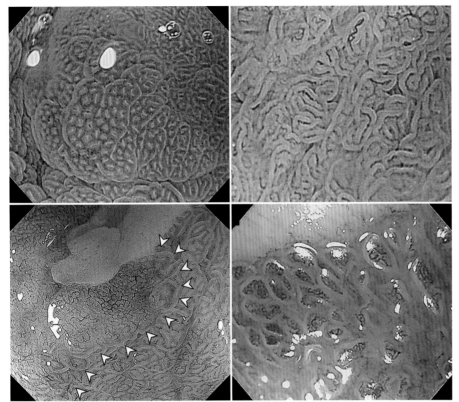

<table>
<tr><td>a</td><td>b</td></tr>
<tr><td>c</td><td>d</td></tr>
</table>

图8 NBI 放大内镜像

a 病理组织学上显示是胃底腺型的非肿瘤黏膜［visible mucosal（pit type）and vascular patterns（net type）］。

b 病理学组织上显示是贲门腺型的非肿瘤黏膜［visible mucosal（non-pit type）and visible vascular patterns（non-net type）］。

c 可见肿瘤部（左）和非肿瘤部（右）的边界（黄色箭头）［invisible mucosal and visible vascular patterns（net type）］。病理组织学上是分化型腺癌（pT1a-SMM）。

d 病理组织学上是分化型腺癌（pT1a-SMM）［visible mucosal（non-pit）and visible vascular patterns（non-net type）］。

［Goda K, et al. Newly developed magnifying endoscopic classification of the Japan Esophageal Society to identify superficial Barrett's esophagus-related neoplasms. Esophagus 2018［Epub ahead of print］部分改编转载］

参考文献

[1] Pohl H, Sirovich B, Welch HG. Esophageal adenocarcinoma incidence: are we reaching the peak? Cancer Epidemiol Biomarkers Prev 19: 1468-1470, 2010.

[2] Fujiwara Y, Arakawa T. Epidemiology and clinical characteristics of GERD in the Japanese population. J Gastroenterol 44: 518-534, 2009.

[3] Okita K, Amano Y, Takahashi Y, et al. Barrett's esophagus in Japanese patients: its prevalence, form, and elongation. J Gastroenterol 43: 928-934, 2008.

[4] Commitee for Scientific Affairs, The Japanese Association for Thoracic Surgery, et al. Thoracic and cardiovascular surgery in Japan during 2015: annual report by the Japanese Association for Thoracic Surgery. Gen Thorac Cardiovasc Surg 66: 581-615, 2018.

[5] 天野祐二，安積貴年，坪井優，他．本邦における Barrett 食管癌の疫学—現況と展望．日消誌 112: 219-231, 2015.

[6] Sharma P. Clinical practice. Barrett's esophagus. N Engl J Med 361: 2548-2556, 2009.

[7] Cameron AJ, Carpenter HA. Barrett's esophagus, high-grade dysplasia, and early adenocarcinoma: a pathological study. Am J Gastroenterol 92: 586-591, 1997.

[8] Goda K, Singh R, Oda I, et al. Current status of endoscopic diagnosis and treatment of superficial Barrett's adenocarcinoma in Asia-Pacific region. Dig Endosc 25: 146-150, 2013.

[9] Vieth M, Ell C, Gossner L, et al. Histological analysis of endoscopic resection specimens from 326 patients with Barrett's esophagus and early neoplasia. Endoscopy 36: 776-781, 2004.

[10] Dunbar KB, Spechler SJ. The Risk of lymph-node metastases in patients with high-grade dysplasia or intramucosal carcinoma in Barrett's esophagus: a systematic review. Am J Gastroenterol 107: 850-862, 2012.

[11] Gockel I, Sgourakis G, Lyros O, et al. Risk of lymph node metastasis in submucosal esophageal cancer: a review of surgically resected patients. Expert Rev Gastroenterol Hepatol 5: 371–384, 2011.

[12] Ishihara R, Oyama T, Abe S, et al. Risk of metastasis in adenocarcinoma of the esophagus: a multicenter retrospective study in a Japanese population. J Gastroenterol 52: 800–808, 2017.

[13] Matsui A, Kuribayashi Y, Nomura K, et al. Conventional white light endoscopic features of small superficial Barrett's esophageal adenocarcinoma. Digestion 93: 47–52, 2016.

[14] Goda K, Tajiri H, Ikegami M, et al. Usefulness of magnifying endoscopy with narrow band imaging for the detection of specialized intestinal metaplasia in columnar-lined esophagus and Barrett's adenocarcinoma. Gastrointest Endosc 65: 36–46, 2007.

[15] Omae M, Fujisaki J, Shimizu T, et al. Magnifying endoscopy with narrow-band imaging findings in the diagnosis of Barrett's esophageal adenocarcinoma spreading below squamous epithelium. Dig Endosc 25: 162–167, 2013.

[16] Kara MA, Ennahachi M, Fockens P, et al. Detection and classification of the mucosal and vascular patterns (mucosal morphology) in Barrett's esophagus by using narrow band imaging. Gastrointest Endosc 64: 155–166, 2006.

[17] Sharma P, Bansal A, Mathur S, et al. The utility of a novel narrow band imaging endoscopy system in patients with Barrett's esophagus. Gastrointest Endosc 64: 167–175, 2006.

[18] Anagnostopoulos GK, Yao K, Kaye P, et al. Novel endoscopic observation in Barrett's oesophagus using high resolution magnification endoscopy and narrow band imaging. Aliment Pharmacol Ther 26: 501–507, 2007.

[19] Sharma P, Bergman JJ, Goda K, et al. Development and validation of a classification system to identify high-grade dysplasia and esophageal adenocarcinoma in Barrett's esophagus using narrow-band imaging. Gastroenterology 150: 591–598, 2016.

[20] Goda K, Fujisaki J, Ishihara R, et al. Newly developed magnifying endoscopic classification of the Japan Esophageal Society to identify superficial Barrett's esophagus-related neoplasms. Esophagus 2018 [Epub ahead of print] .

[21] Yao K, Anagnostopoulos GK, Ragunath K. Magnifying endoscopy for diagnosing and delineating early gastric cancer. Endoscopy 41: 462–467, 2009.

[22] Kato M, Goda K, Shimizu Y, et al. Image assessment of Barrett's esophagus using the simplified narrow band imaging classification. J Gastroenterol 52: 466–475, 2017.

[23] Furuhashi H, Goda K, Shimizu Y, et al. Feasibility of a simplified narrow-band imaging classification system for Barrett's esophagus for novice endoscopists. J Gastroenterol 2019 [Epub ahead of print] .

[24] Matsuhashi N, Sakai E, Ohata K, et al. Surveillance of patients with long-segment Barrett's esophagus: a multicenter prospective cohort study in Japan. J Gastroenterol Hepatol 32: 409–414, 2017.

Summary

Magnification Endoscopy for the Detection and Diagnosis of Superficial Barrett's Esophagus-related Neoplasms

Kenichi Goda[1], Yuto Shimamura[2],
Yugo Iwaya, Hiroto Furuhashi[3],
Yuko Hara, Akira Dobashi,
Hidehito Jinnai[1], Takeshi Sugaya,
Kouhei Tsuchida, Keiichi Tominaga,
Yuichi Majima, Toshimitsu Murohisa,
Makoto Iijima, Atsushi Irisawa

BE (Barrett's esophagus) is a precursor of esophageal adenocarcinoma, which, although still rare in Japan, is one of the most rapidly increasing cancers in Western countries. However, the prevalence of gastroesophageal reflux disease has significantly increased over the past few decades in Japan, possibly leading to an incremental rise in BE and the associated inherent risk of adenocarcinoma.

Given the poor prognosis of late-stage BEN (BE-related neoplasms), it is important to detect BEN at an early stage. However, endoscopic identification of eBEN (early-stage BEN) is to date not reliable and inaccurate, making targeted biopsy only by conventional endoscopy extremely difficult. During the last decade, newly developed imaging technologies, such as narrow band imaging combined with magnification endoscopy, have enabled early identification of eBEN lesions. This article focuses on how to accurately detect and diagnose eBEN using magnification endoscopy.

[1] Department of Gastroenterology, Dokkyo Medical University, Tochigi, Japan.
[2] Digestive Diseases Center, Showa University Koto Toyosu Hospital, Tokyo.
[3] Department of Endoscopy, The Jikei University School of Medicine, Tokyo.

食管领域内镜检查最新发现

熊谷 洋一 [1]

川田 研郎 [2]

田久保 海誉 [3]

相田 顺子

天野 邦彦 [1]

铃木 与秀

石亩 亨

村松 俊辅

幡野 哲

伊藤 彻哉

近 范泰

牟田 优

山本 梓

石桥 敬一郎

持木 雕人

石田 秀行

摘要● ECS 是能放大到细胞水平的超放大内镜，于 2018 年上市，能通过对扁平上皮 3 个不同阶段的分类，有效诊断出癌症。如发现细胞核密度上升、核异型、核肿大，基本不必经过活检，即可确认为鳞癌（类型 3）。鳞癌以外其他类型食管炎（放射性食管炎、胃食管反流病等）、Barrett 食管（肠型黏膜杯状细胞、扁平上皮岛），可得到病理组织特征性图像。针对食管诊断，ECS 实现了光学活检，可以省略活检诊断。

关键词　超放大内镜系统　超放大观察　食管癌
食管炎　Barrett 食管

[1] 埼玉医科大学综合医疗センター消化管・一般外科
　〒350–8550 埼玉县川越市鸭田 1981　E-mail：kuma7srg1@gmail.com
[2] 東京医科歯科大学食管外科
[3] 東京都健康长寿医疗センター研究所

简介

光学活检是不做活检而从内镜图像中得到与活检相同的信息的一种尝试。作为实现这个概念的内镜，现在与 ECS（endocytoscopy system）一起的还有共聚焦激光显微内镜。ECS 是在屏幕画面上有着 400～1000 倍放大率的超放大内镜，通过亚甲蓝、甲苯胺蓝等把表面的黏膜染色，在体内可以直接观察细胞。目前食管方面研究最大的目标就是省略活检诊断。本文将对 ECS 观察扁平上皮、Barrett 食管的特征做详细叙述。

开发过程

ECS 的开发是从使用接触式内镜（Karl Storz公司生产，硬性镜）观察活体内细胞而得到的启示并开始研究的。大植等用这个对大肠的切除标本进行了基础讨论，笔者也对食管进行了同样的基础讨论，并委托奥林巴斯医疗系统公司制作能插入消化道内的软性镜。

第一代 ECS 在 2003 年开发，笔者等在活体内正常食管对食管细胞癌的描述首次宣告成功。2004 年发表出了食管中 ESC 观察的第一份报告以来，有 8 份英文原著报告面世。之后对问题点

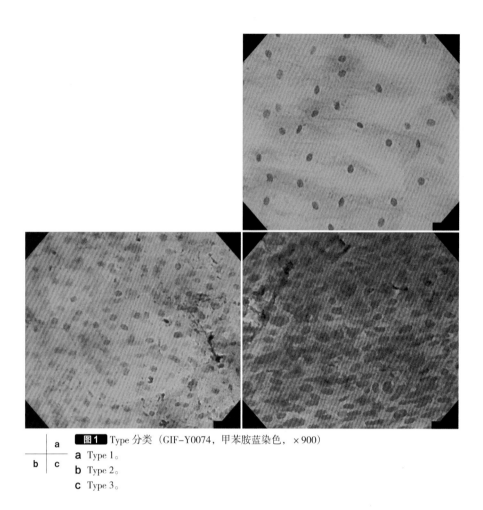

	a	
	b	c

图1 Type 分类（GIF-Y0074，甲苯胺蓝染色，×900）
a Type 1。
b Type 2。
c Type 3。

边改良边进行更进一步的研究开发。2015 年试做的第四代（GIF-Y0074）可在光学上连续提升倍率到 500 倍，更高清，比原有设备更鲜明地捕捉到细胞核的形态，且外径为 9.7mm 更细径化，并最终于 2018 年面世。今后，ECS 也有必要做细微的改善，但对"观察细胞判断良恶性"这一最初目标具有实现的可能性。

通过 ECS 观察的食管分型评级（type classification）

在食管中，为了使医生使用更顺畅，ECS 提议使用碘染色，窄带成像技术（narrow band imaging）等方法将观察部位按照核密度，核异型的要素分成 3 个阶段（**图1**）。就是说：

Type 1（非癌）：核密度低，观察到的鳞状细胞 N/C 比低，无核异型性（**图1a**）。

Type 2（界线病变）：核密度高，细胞间的界线变得不明显，核异型性小（**图1b**）。

Type 3（恶性）：核肿大，核密度高，可观察到核异型性（**图1c**）。

诊断为 Type 1 的是基底层型的食管癌等，除了特殊情况基本都是非癌，无须进行活检，随访即可。另外，伴有核密度的上升有核异型的被诊断为 Type 3 的是恶性（食管癌），有省略活检诊断的可能。但是诊断为 Type2 的治疗方针必须要有活检组织诊断。Type 3 为恶性的正确诊断率是 96.5%，不必经过活检诊断。

食管癌实际检查情况

连续放大 ECS 的 GIF-Y0074 在食管病变的观察的顺序（**图2**）是与常用的放大内镜同样是白光，先用窄带成像做非放大观察，接着用低倍

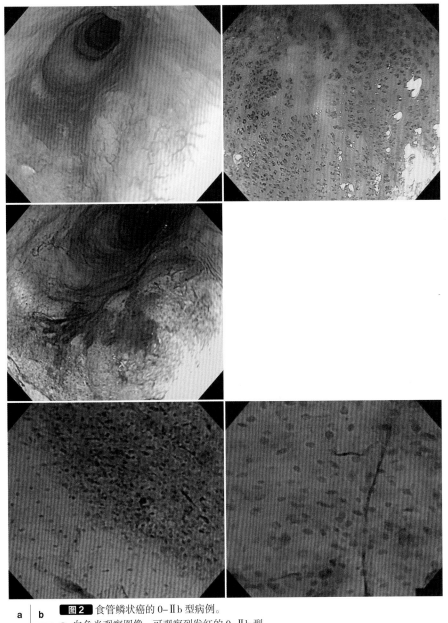

a	b
c	
d	e

图2 食管鳞状癌的 0-Ⅱb 型病例。

a 白色光观察图像。可观察到发红的 0-Ⅱb 型。

b NBI 观察图像（×100）。可观察到 Type B1 血管。

c 甲苯胺蓝染色图像。癌细胞露出部分被浓染。

d 甲苯胺蓝染色（×500）。正常部与癌部的界线被清晰地描绘出。

e 甲苯胺蓝染色（×900）。很容易观察到核密度的上升和核异型，能省略活检诊断。

放大观察对象部分的微细血管形态（**图2a，b**）。

在超放大观察时为了能接触镜片所以不使用通常的黑帽，还有，为了上升到 500 倍要连续手拉杆，在 100 倍左右用低倍放大观察最棘手的就是聚焦。这是现在 GIF-Y0074 的最大的课题。

笔者把前端黑帽的边缘削去半周，用向上斜坡角度把无边缘的部分使用镜片接触病变进行超放大观察，用向下斜坡角度保持黑帽的边缘的使用距离进行低倍放大观察。

碘染色时，观察后要用硫代硫酸盐与碘充

分中和。接着，如果是扁平上皮的话用 2 ~ 3mL 的甲苯胺蓝染色。通常观察中正常食管黏膜会被淡淡染色，食管癌部分会被浓染色（**图2c**）。这个状态下用镜片接触对象部分，用最大倍率观察细胞的形态。要调整内镜轴，把病变的画面朝向 12 点钟方向。只用 up-angle 接触对象部分很容易。

笔者首先观察正常食管黏膜之后再观察食管癌部。癌巢部通过用 500 倍的观察能确认比正常食管黏膜的核密度高。从目前的研究中，明白了在食管中要判定核异型最合适的倍率最少也有必要是 600 倍。由于 GIF-Y0074 的光学上的最大倍率在屏幕画面上是 500 倍，使用内镜本身的 1.8 倍的数位变焦，放大到 900 倍做最终诊断（**图2d，e**）。通过将此数字变焦功能分配给手柄上的按钮，可以进行流畅的观察。放大到 900 倍的话，与低倍率的观察相比较，能够更明显地观察到核异型性（Type 3）。

扁平上皮用更容易上色的甲苯胺蓝染色也可以诊断病变范围，可以明显绘出与正常部分的界线。在 ECS 观察中用 500 倍观察扫描与正常部分的界线，用数字变焦提高倍率来诊断核异型是很好的。

食管炎

有食管炎的部位和正常部位比起来核密度有所上升，在 ECS 多数诊断为 Type 2。与癌的辨别是必要的，但应注意的是表层核密度的上升未必能反映组织的异型度，纵然核密度上升，若不能确认有核异型，只靠 ECS 的图像是不能诊断为恶性的。另外，食管炎中也有反映病理组织诊断的有特征的 ECS 发现。

1. 洋葱切片外观

伴有黏膜损伤的胃食管反流病（gastroesophageal reflux disease，GERD）病例屡屡被观察。黏膜损伤近侧的扁平上皮上，有把乳头血管的周围以扁平上皮细胞用"圆葱的切口状"围绕的有特征的"洋葱皮样外观"（**图3**），反映了延长到上皮乳头的表层。

2. 微小食管伪憩室症（micro-pseudodiverticulosis）

食管伪憩室症是固有食管腺的导管的扩张，在发生高度胃食管反流病的时候出现。用 ECS 观察胃食管反流病病例中非常少见固有食管腺的导管扩张图像（**图4**）。在正常黏膜的 ECS 观察中看不到的固有食管腺的导管扩张图像是食管伪憩室症的初期图像。

3. 再生上皮（regenerative squamous epithelium）

在胃食管反流病的黏膜损伤处近侧和放射线型食管炎等被观察的再生上皮活检组织诊断中，屡屡发生与癌的鉴别困难的情况。用 ECS 观察，要注意观察在表层核密度的上升和核异型性（**图5**）。但是，与癌细胞相比小型的核比较多。

4. 假恶性糜烂（图6）

在食管中也有极为罕见的肉芽和胃食管反流病、糜烂等，在 ECS 观察中可观察到有大型的异型的间质细胞，在活检组织诊断中诊断为假恶性糜烂，有必要与癌辨别的情况。包括再生上皮，内镜医生把这些病变做活体组织诊断是很困难的，像这样的病变必须要用 ECS 观察并做活体诊断。

Barrett 食管、Barrett 食管腺癌

1. Barrett 食管

Barrett 食管为食管下端黏膜发生柱状上皮化生。胃体部腺体细胞、贲门黏液腺、肠型上皮这 3 种上皮以马赛克状混杂在一起。用 ECS 观察 Barrett 食管的变化，可观察到腺管的一部分透明的圆形的杯状细胞。若观察到杯状细胞则是肠型黏膜（**图7a，b**）。到现在为止，笔者等的讨论中，用 ECS 观察贲门黏液腺发现多数腺窝构造会破坏（**图7c，d**），而胃体部腺黏膜多数腺窝构造会保持（**图7e，f**）。但是，病理组织学上对两种黏膜的判别是深部的腺管是否存在主细胞、壁细胞等。用 ECS 观察的可能只有表层上皮，正确辨别很困难。因此，只有在 Barrett 食管观察到杯状细胞的情况下才在组织学上可以判

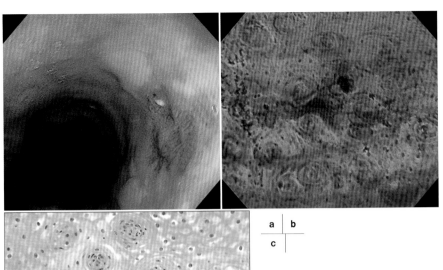

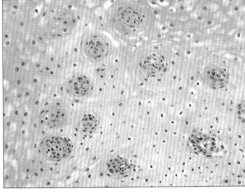

图3 伴有黏膜损伤的 GERD 病例

a 在中食管观察到的褐色区域。

b **a** 的 ECS 影像（GIF-Y0074，甲苯胺蓝染色，×500）。可观察到 onion slice appearance 提示有食管炎。

c HE 染色影像（×200）。发现延长到上皮乳头的表层。

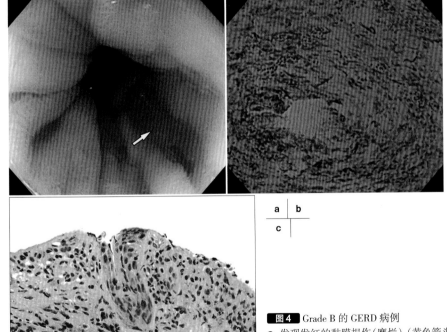

图4 Grade B 的 GERD 病例

a 发现发红的黏膜损伤（糜烂）（黄色箭头）。

b 黏膜损伤部（**a** 的黄色箭头部）的 ECS 影像（GIF-Y0074，甲苯胺蓝染色，×500）。观察到无上皮细胞，间质细胞核导管开口处。

c 活检组织影像（×400）。糜烂中有导管开口处。

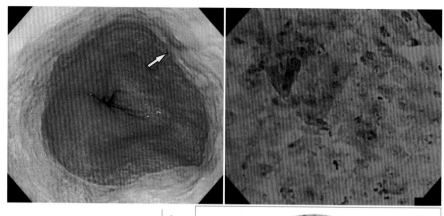

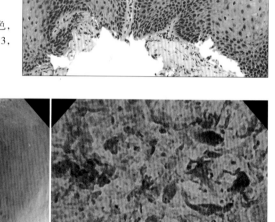

图5 Grade B 的反流性食管炎病例

a 在 squamo-columnar junction 部发现有黏膜损伤（黄色箭头）。

b a 的黄色箭头部的 ECS 影像（GIF-Y0074，甲苯胺蓝染色，×900）发现核密度的上升和核异型，内镜医生虽归类为 Type 3，但从通常观察中不怀疑是恶性。

c 活检组织标本（×200）。有再生上皮。

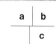

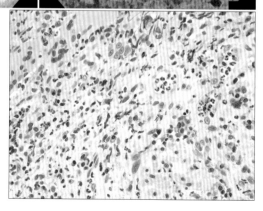

图6 pseudo-malignant erosion 病例

a 放射线治疗后的食管（急性期内镜图像）肿瘤消失的地方覆盖着薄的白苔。

b 糜烂部的 ECS 影像（GIF-Y0074，甲苯胺蓝染色，×900）。有各种各样的形态的巨大的核。

c 在活检组织诊断中有大小不同的异型细胞的 pseudo-malignant erosion，ECS 影像很好地反映出来了，×400）。

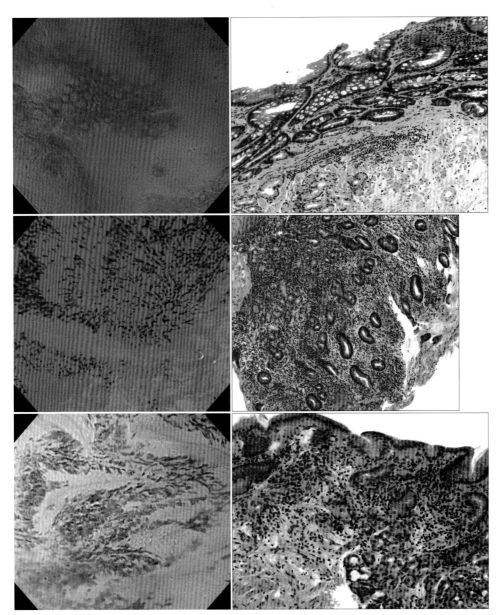

a	b
c	d
e	f

图7 Barrett 食管

a 肠型的 Barrett 食管的 ECS 影像（GIF-Y0074，亚甲蓝染色，×500）腺窝构造中的杯状细胞是白色透明的。

b a 的病例组织影像（×200）。有杯状细胞的是肠型的 Barrett 食管。

c 贲门型的 Barrett 食管的 ECS 影像（GIF-Y0074，亚甲蓝染色，×500）腺窝构造破坏，小型的核集簇在一起。

d 从 c 的活检组织诊断是慢性炎症，是贲门型的 Barrett 食管（×200）。

e 胃底腺型 Barrett 食管的 ECS 影像。腺窝构造明显。

f 活检组织诊断是胃底腺型的 Barrett 食管（×200）。

断为肠型黏膜。

扁平上皮岛的存在是作为 Barrett 食管的一个特征被列举出来。在柱状上皮内出现扁平上皮岛提示这个部分以前是食管，能诊断 Barrett 上皮的存在。已知这个小型的扁平上皮岛是在固有

食管腺的小凹部分。由于从固有食管腺分泌的碳酸氢盐与胃酸中和，所以会残留扁平上皮。在窄带放大成像观察中可以观察到很难识别的小凹（**图 7g～i**）。

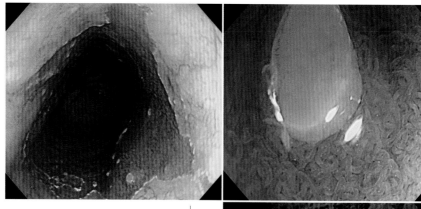

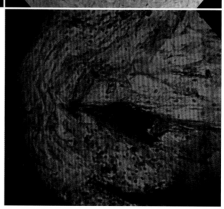

g　h

i

图7（续）Barrett 食管

g Barrett 食管中散布有白色的扁平上皮岛。

h NBI 放大观察影像（×100）作为腺窝上皮中的白色扁平上皮，但本病例中没发现导管开口处。

i **h** 的 ECS 像（GIF-Y0074，甲烯蓝染色，×500）。Type 1 的细胞排列在顶部可以确认有明显的导管开口处。

2. Barrett 食管腺癌

笔者在 ECS 观察得出 Barrett 食管腺癌是浸润到黏膜下层更深的 Barrett 腺癌。相邻的 Barrett 食管 1 例是胃体部腺体细胞，1 例是肠型黏膜。其中观察到浸润固有肌层的低分化腺癌有腺管构造的破坏和伴随核异型的癌细胞（**图8**）。今后的课题是能诊断从 Barrett 食管发生的黏膜癌。现在的窄带成像放大观察也可进行腺管开口形态和微细血管网的异常范围诊断和浸润深度诊断。病变特征正逐渐变得明显，但腺上皮被黏液妨碍导致染色困难，使得 ECS 能否在此基础上获得更多信息尚待研究。

展望

关于通过 ECS 观察食管染色，以高画质发现核的形态，以期能最早普及。确诊疾病的病理诊断在体内能够实时地进行，笔者等施行的内镜下黏膜剥离术（endoscopic subnormal dissection，ESD）病例的活检诊断，使得 ECS 影像被忽略。

另一方面，内镜医生至今一直借助病理医生的病理诊断，今后要自己担此重任了，这是 ECS 普及的最大的障碍。本书所介绍的从通过用 AI（artificial intelligence）筛查血管形态的深度诊断，到通过 ECS 进行最终病理诊断的时代正逐渐到来。

参考文献

[1] Kumagai Y, Monma K, Kawada K. Magnifying chromoendoscopy of the esophagus：in-vivo pathological diagnosis using an endocytoscopy system. Endoscopy 36：590-594, 2004.

[2] 大植雅之，関本貴嗣，完山裕基，他．Contact Endoscopy による細胞レベルでの表面形態診断．Gastroenterol Endosc 42：733，2000.

[3] Kumagai Y, Takubo K, Kawada K, et al. A newly developed continuous zoom-focus endocytoscope. Endoscopy 49：176-180, 2017.

[4] Kumagai Y, Kawada K, Yamazaki S, et al. Endocytoscopic observation for esophageal squamous cell carcinoma：can biopsy histology be omitted? Dis Esophagus 22：505-512, 2009.

[5] 熊谷洋一，川田研郎，田久保海誉，他．超拡大内視鏡〔Endocytoscopy system〕による食管病変の診断．Gastroenterol Endosc 59：207-218, 2017.

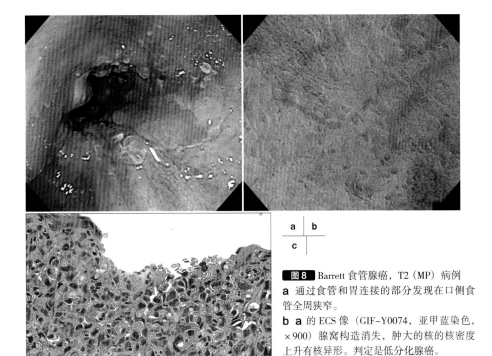

a	b
c	

图8 Barrett 食管腺癌，T2（MP）病例
a 通过食管和胃连接的部分发现在口侧食管全周狭窄。
b a 的 ECS 像（GIF-Y0074，亚甲蓝染色，×900）腺窝构造消失，肿大的核的核密度上升有核异形。判定是低分化腺癌。
c 切除标本（×400）。是 sig+por1。

[6] Kumagai Y, Kawada K, Higashi M, et al. Endocytoscopic observation of various esophageal lesions at ×600: can nuclear abnormality be recognized? Dis Esophagus 28: 269–275, 2015.

[7] Kumagai Y, Takubo K, Kawada K, et al. Endocytoscopic observation of various types of esophagitis. Esophagus 13: 200–207, 2016.

[8] Takubo K. Pathology of the Esophagus. 3th edition. Wiley publishing, Tokyo, 2017.

Summary

Endocytoscopic Observation of the Esophagus: Detailed Methodology and Novel Findings

Youichi Kumagai[1], Kenro Kawada[2], Kaiyo Takubo[3], Junko Aida, Kunihiko Amano[1], Okihide Suzuki, Toru Ishiguro, Shunsuke Muramatsu, Satoshi Hatano, Tetsuya Ito, Noroyasu Chika, Yuu Muta, Azusa Yamamoto, Kei-ichiro Ishibashi, Erito Mochiki, Hideyuki Ishida

The endocytoscopy system (ECS) is an ultra-high magnification endoscope that allows cell observation in real time *in vivo*. The latest prototype ECS, GIF-Y0074, is now available on the market. Here, we propose a classification system for the diagnosis of squamous epithelium. This classification is divided into three categories that efficiently differentiate esophageal cancer. An increase in nuclear density and abnormality as well as an enlarged nucleus are distinct features of squamous cell carcinoma (Type 3). In cases exhibiting these features, biopsy histology can be omitted by referring to the ECS findings. Furthermore, in the case of various types of esophagitis (esophagitis after irradiation, gastroesophageal reflux disease, etc.), Barrett's epithelium (goblet cells in the intestinal mucosa and squamous islands), and esophageal cancer, characteristic images that reflect the histological features are obtainable. ECS diagnosis for the esophagus realizes the concept of optical biopsy and enables the omission of biopsy histology.

[1]Department of Digestive Tract and General Surgery, Saitama Medical Center, Saitama Medical University, Kawagoe, Japan.

[2]Department of Esophageal and General Surgery, Tokyo Medical and Dental University, Tokyo.

[3]Research Team for Geriatric Pathology, Tokyo Metropolitan Institute of Gerontology, Tokyo.

食管领域的 AI 诊断前沿

——食管癌筛查诊断的现状和对放大观察的研究

由雄 敏之 [1, 2]

堀江 义政 [1]

青山 和玄 [3]

吉水 祥一 [1]

堀内 裕介

石山 晃世志

平泽 俊明 [1, 2]

土田 知宏 [1]

藤崎 顺子

多田 智裕 [2, 3]

摘要● 食管癌晚期预后不好，因此早期诊断很重要。今年，人工智能（AI）通过使用深层学习在医疗领域有着极大进步。笔者等在食管癌的筛查诊断中检验了 AI 诊断的能力。把 8428 张食管癌的内镜图像装入 AI，用另准备的 1118 张图像进行了验证。AI 能够把 98% 的食管癌病例用令人惊讶的速度检查出来，不足 10mm 的 7 个病变也都检查出来了。而且从 98% 的图像中判断出表浅癌和进展期癌。虽然有假阳性过多，在放大内镜观察方面还存在课题研究不充分等问题，但证实了 AI 图像诊断辅助临床应用的可能性。

关键词　食管癌　人工智能　深层学习　筛查诊断

[1] がん研有明病院消化器センター上部消化管内科
　〒135-8550 東京都江東区有明 3 丁目 8-31　E-mail : toshiyuki.yoshio@jfcr.or.jp
[2] ただともひろ胃腸科肛門科
[3] 株式会社 AI メディカルサービス

简介

食管癌是全世界排名第 8 的癌症。当然，发现即晚期的病例预后不好，因此早期诊断很重要。但是表浅型的食管癌，特别是对比较浅的癌只用普通白光图像（white light imaging，WLI）观察来发现是非常困难的。用窄带放大成像（narrow band imaging，NBI）这样划时代的技术，用一个按钮在瞬间切换，不需要喷洒碘也能使表浅型食管癌的早期诊断变得更加容易，实现飞跃式改变。但是，熟练的内镜医生虽然用 NBI 对食管癌的筛查敏感度高，但对经验少的内镜医生有报告指出通过食管癌的 NBI 的筛查的敏感度只有 53%，检出率不足。因此，如果有辅助实时诊断系统的话，对内镜医生在表浅型食管癌的检出会有帮助。

近年来，人工智能（artificial intelligence，AI）通过使用深层学习，在医疗领域的各个学科被灵活运用，特别是在图像诊断方面有显著进步。在放射线诊断、皮肤癌的分类、糖尿病性网膜病、胃活检的病理组织学诊断等被瞩目。从笔者等的团体中也报告有关了幽门螺杆菌（*H. pylori*）感染诊断、胃癌诊断、上消化道内镜发现的解剖学的部位诊断，每一个都显示了高度的诊断能力。

笔者等通过灵活运用经过在深层学习的 AI 中装入许多的内镜图像，构筑了检出食管癌的图像诊断辅助系统。本文即是对 AI 内镜图像系统对食管癌（包括鳞癌和食管腺癌）的检出能力的讨论。

方法

1. 患者，影像

2016 年 2 月—2017 年 4 月，在癌研有明医院施行的上消化道内镜检查的图像中，把食管癌的内镜图像 8428 张（384 病例 397 个病变）作

患者背景 (*n*=47)	
性别 (男性∶女性)	41∶6
年龄中间值 (范围)	70 岁 (48 ~ 81 岁)
病变背景 (*n*=49)	
肿瘤径中间值 (范围)	20mm (5 ~ 700mm)
表现型	
表浅癌 (0-Ⅰ∶0-Ⅱa∶0-Ⅱb∶0-Ⅱc)	1∶6∶13∶23
晚期癌 (1∶2∶3∶4)	0∶3∶3∶0
T1a∶T1b∶T2 ~ T4	40∶2∶7
组织型 (鳞状癌∶腺癌)	41∶8

为 AI 图像诊断支援系统中卷积神经网络 (convolutional neural network, CNN) 的教学用图像。所有的食管癌 (包括鳞癌、腺癌) 通过病理医生在病理组织学上被确诊。332 个病变是表浅癌, 65 个病变是进展期癌, 其中包括 32 个病变的食管癌 (表浅癌 19 个病变, 进展期癌 13 个病变)。这其中包括在 WIL 或 NBI 图像中都有泡沫和黏液的黏着, 除了充气不足等条件不好的图像, 放大观察图像也除外。

同时, 另外准备了 1118 张食管内镜图像作为检查用图像, 从包括食管癌在内的 47 个病例中准备了包括食管癌的 169 张和不包括食管癌的 376 张图像, 也从不包括食管癌的 50 个病例中准备了 573 张的图像。每个病例的癌图像张数的中央值 (范围) 是普通白光图像 (WIL) 2 张 (1 ~ 6), 窄带放大图像 (NBI) 1 张 (0 ~ 4)。

经验丰富的内镜医生能正确判断出内镜图像中食管癌的部位, 关于表浅型食管癌还是进展期食管癌病变的程度都进行了确认及记录。还有在所有的病例中用了普通白光图像 (WIL)、窄带放大图像 (NBI)、碘染色观察, 对于碘的不染区积极地进行活检, 没有检出确认病变以外的食管癌。根据《食管癌处理规定 (第 11 版)》, 表浅型食管癌中包括黏膜内癌 (T1a)、黏膜下层癌 (T1b), 晚期癌是浸润到肌层甚至更深的癌 (T2 ~ T4)。

2. 教育、运算法则

为了构筑 AI 图像诊断支持系统, 以单枪多盒检测器 (Single Shot MultiBox Detector, SSD) 为基础使用了 16 层以上构成的卷积神经网络 (CNN)。使用伯克利视觉与学习中心开发的 Caffe 深度学习构架进行教育及检查。

3. 检验方法

对使用学习图像进行机械学习的 AI 图像辅助诊断系统, 输入验证用图像, 并评价从用于验证的内镜图像中, 检验 AI 能否正确检测食管癌, 能正确检验出食管癌的情况视为正确诊断。CNN 系统从内镜图像检出食管癌的进展程度 (表浅型食管癌还是进展期食管癌) 也一并显示, 对这一诊断能力也进行评价。

结果

CNN 系统用内镜进行 1118 张图像的分析处理只用了 27s。图像中肿瘤直径的中间值是 20mm, 82% 是黏膜内癌 (T1a), 4% 是黏膜下层癌 (T1b), 14% 是 T2 ~ T4 的晚期癌, 84% 是鳞癌, 16% 是腺癌 (**表1**)。分析处理的图像在**图1**。CNN 检出癌的用白框表示癌, 表示是表浅癌还是进展期癌。除此之外, 内镜医生还用用绿框把癌圈出。**图1** 是白框和绿框一致, CNN 检出了食管癌。

在每个病例的讨论中 CNN 是从内镜图像中存在食管癌的 47 病例中检出 46 病例中有食管癌, 其敏感度是只是 WLI 的话 81%, 只是 NBI 的话 89% 两者结合的话是 98% (46/47 病例) (**图2**) 还有肿瘤直径不足 10mm 的所有的食管癌 (7/7 病变) 都正确地检验出来了 (**图1b ~ d**)。

每个图像的讨论是在 162 张有食管癌的内镜图像中, 正确检验出 125 张敏感度是 77% (125/162)。其中 NBI 图像的敏感度是 83% (64/77) 与 WLI 图像的敏感度是 72% (61/85) 相比敏感度较高, 没有显著性差异 (**图3a**)。阳性预测值是 (positive predictive value, PPV) WLI 37%, NBI43% 不是很高 (**图3b**)。CNN 诊断的

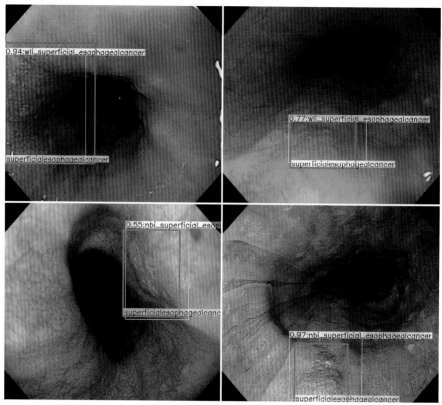

a	b
c	d

图1 AI 图像诊断的病例。CNN 在图像中检出食管癌的话用白色框圈起，记录是表浅型还是进展期癌。内镜医生预先会用绿色框圈出病变，一致的时候会作为正确诊断

a, b WLI 图像。

c, d NBI 图像。都是正确诊断。

b ~ d 哪一个都是 10mm 不足的小病变。

特异度及阴性预测值分别是 80%、95%。还有在各个图像中，虽然 CNN 是把食管癌的进展程度以浅表癌还是进展期癌来判断，但每个图像的正确诊断率是 98%。

为了使 CNN 的诊断能力提高，对所有通过 CNN 误检为食管癌的内镜图像（假阳性图像），以及通过 CNN 没有检查出食管癌的内镜图像（假阴性图像）做了评价和讨论（**表2**）。188 张的假阳性图像其中的 50% 是把阴影当作了癌误诊。这些大部分是在胃食管连接处（**图4b**）左主支气管、椎体等。还有，18% 的良性病变在内镜治疗后有瘢痕（**图4c**）、局部萎缩、Barrett食管等。通过这些正常结构，良性病变的图像学习提高诊断能力。

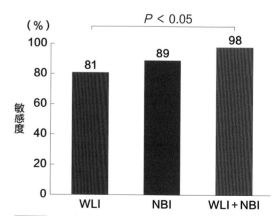

图2 通过每个病例讨论 AI 图像诊断的敏感度。NBI 比WLI 敏感度稍高，WLI+NBI 会是更高的 98%

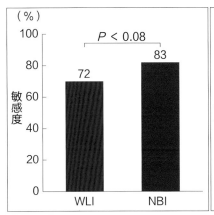
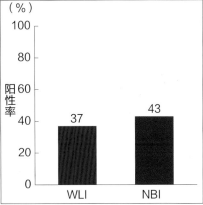

图3 通过每个图像讨论 AI 图像诊断的敏感度和 PPV

a AI 从包括食管癌的图像中检出食管癌的敏感度，NBI 比 WLI 有更高的倾向。

b PPV 是 WLI、NBI 都不高。

表2 CNN 诊断的假阳性、假阴性的原因

假阳性的原因	图像数
影	95（50%）
正常构造物	61（32%）
（EGJ：左主支气管：椎体）	（29：25：7）
良性病变	34（18%）
［内视镜切除后的瘢痕：局部萎缩：Barrett 食管：炎症：上皮内瘤变 (intraepithelial neoplasia)：角化：异位性胃黏膜］	（13：9：5：4：1：1：1）

假阴性的原因	图像数
背景黏膜的炎症	10（24%）
在 WLI 不明朗的鳞癌	7（17%）
食管腺癌	4（10%）
条件不良（只有远景，只有病变的一部分）	20（49%）

EGJ：食管胃结合部（esophagogastric junction）；WLI：白光成像（white light imaging）。

41 张的假阴性图像其中 49% 的内镜图像是病变在远处看上去很小的图像（**图 4d**），只照了诊断困难的部分病变图像（**图 4e**）这些如果不是静止的而是动态图像的话诊断能力有变得更好的可能性。24% 是内镜黏膜的炎症较重的图像，17% 是用 NBI 能认知用 WLI 却认知困难的鳞癌（**图 4f**）这些中也包含着一部分对于就算是专业的内镜医生也很难诊断的图像。10% 是学习图像数不足和食管腺癌。在更进一步的图像学习中有把握能提高诊断能力。

考察

笔者等用大量内镜图像构建了 CNN 系统训练出了可以检查出食管癌的 AI 图像辅助诊断系统。使用在组织学上诊断为鳞癌和腺癌的 8428 张食管癌图像作为教学图像，使用独立的 97 个病例，1118 张检查图像显示了较高的诊断能力。

对于出现假阳性、假阴性图像的原因，我们考虑，假阳性图像的一部分原因是正常结构和良性病变，下一步准备针对这些图像继续学习，有把握提高阳性预测值（PPV）。假阳性的另外一个原因是暗区域，食管的发暗部位有时会被误诊为癌。由于发暗的区域没有特别的形状而且根据情况不同会有变化，对 CNN 来说很难与癌区别。因此有必要讨论用更多的训练能否让医生们克服困难。

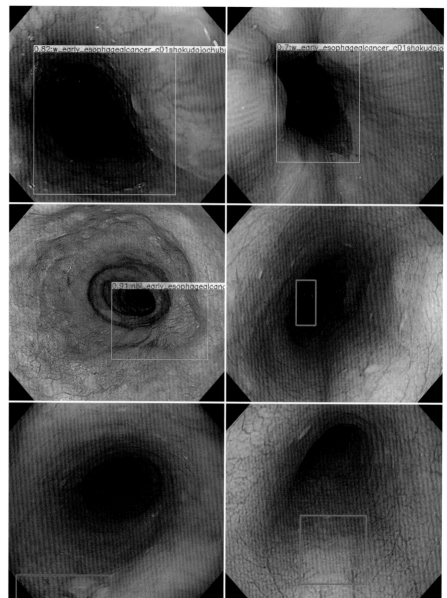

a	b
c	d
e	f

图4 假阳性图像和假阴性图像的案例。**a ~ c** 是假阳性图像，**d ~ f** 是假阴性图像
a，b 中间变暗变成阴影的部位误诊为癌。EGJ（esophagogastric junction）的阴暗部位误诊。
c 内镜黏膜下剥离术（endoscopic submucosal dissection，ESD）后的瘢痕误诊。
d 病变远难懂。
e 只有病变的肛侧端在图像中没有整体图像所以诊断困难。
f 用白色光模式难以确认鳞癌。

　　每个图像的阳性预测值，普通白光图像37%，窄带放大图像43%，都不太高（**图3b**）。运用窄带放大内镜观察熟练的内镜医生阳性预测值是45%，经验少的内镜医生是35%，差别不大，可以说熟练的内镜医生更接近。还有，假阳性与假阴性相比在日常诊疗中有可容许的一面。CNN在有背景黏膜炎症的时候有些食管癌没有检查出来。笔者等也屡屡会遇到这样的病例，有必要收集更多的病例作为教学用图像。

AI图像辅助诊断系统对保存的静态图像有双重检查作用。平时，内镜检查中系统会为每个病例拍摄40~60张图像，CNN能在短时间内确认这些图像，筛查出漏诊的癌。这些根据部位不同，可能需要很长时间进行内镜检查，相当于发挥双重检查作用。还有，同样也可用于检查胶囊内镜图像。另一个作用是辅助实时的食管癌诊断。这一系统可以像窄带放大内镜那样使癌更容易被看到，也可以检验出熟练的内镜医生没有发现的癌，能成为经验少的内镜医生的辅助。

为了诊断动态动图像中的食管癌，要求在1s中能解析30个图像，该AI图像辅助诊断系统能在1s解析50个图像，技术方面没有障碍。因此，该AI图像辅助诊断系统对动态图像也有作用，在内镜检查中使用这个系统是可能的。

关于这次的特刊课题，为了判断癌和非癌的窄带放大成像并用放大观察是能够通过充分的培训提高诊断率的。理论上，把AI图像辅助诊断系统筛查出的病变用在放大观察中，有提升阳性预测值（PPV）的可能性。但是，对于非放大图像的筛查，对经验丰富的内镜医生价值不大，但对经验缺乏的内镜医生而言，可以帮助其提高内镜检查和内镜诊断水平，有充分价值，内镜检查和在医院做内镜诊断的时候也会起到作用。但是，要求与内镜医生一样，对所有放大观察的图像进行讨论，也许稍微有点难度。还有，虽然AI诊断对最近发售的内镜超放大观察的深度诊断也有兴趣，日本食管学会分类B1/B2/B3的诊断就算能对AI教学，但涉及B2血管病变的深度诊断会出现混淆不清的情况，1:1的情况与深度诊断直接联系很难。而且病变大部分表浅，少部分深在的混合病变很普遍，因此怎样识别这个部分很难。

本研究尚存在几个不足：第一，虽然检查是积极的，结果也是值得信赖的，但只是单中心的研究。第二，教学用图像、检查用图像都是只使用没有气泡和黏液附着等高质量的图像，质量不高的图像有可能会导致诊断率下降。第三，食

管腺癌的病例数少。在日本由于鳞癌的比例高，这次讨论的重点虽然放在鳞癌上，但食管腺癌以欧美为中心与日俱增，因此，能对腺癌做出诊断这一点也很重要。第四，尚未证明所有的假阳性病例在活检中不是癌。但是，使用普通白光成像、窄带放大成像、碘染色在同一部位确认没有癌变，在食管癌病例治疗后观察的内镜也同样确认了，所以可以确保假阳性的数量。

总结

通过使用经过上消化道内镜检查出的静态图像深度学习的AI图像辅助诊断系统，对食管癌筛查的诊断能力包括高检出度非常有效，而且快速做了分析处理。作为第一阶段，评价了AI系统对静止图像的诊断能力。但该系统的图像处理能力对动态图像也具有一定的处理速度，接下来将研究和评价AI系统对动态图像的诊断能力。若能在临床消化道内镜检查中作为实时辅助诊断系统得以应用，在不久的将来，该AI图像辅助诊断系统将能实现实时辅助食管癌的诊断，不管内镜医生的经验如何都能帮助其早期发现食管癌，并且也能减少医疗费用，提高预后。

参考文献

[1] GLOBOCAN. Estimated Cancer incidence, Mortality and Prevalence Worldwide in 2012. International Agency for Research on Cancer-world Health Organization. 2012 http://globocan.jarcfr/Pages/fact_sheets_cancer.aspx〔Accessed 2018 Mar 13〕.

[2] Nagami Y, Tominaga K, Machida H, et al. Usefulness of non-magnifying narrow-band imaging in screening of early esophageal squamous cell carcinoma: a prospective comparative study using propensity score matching. Am J Gastroenterol 109: 845-854, 2014.

[3] Lee YC, Wang CP, Chen CC, et al. Transnasal endoscopy with narrow-band imaging and Lugol staining to screen patients with head and neck cancer whose condition limits oral intubation with standard endoscope〔with video〕. Gastrointest Endosc 69: 408-417, 2009.

[4] Kuraoka K, Hoshino E, Tsuchida T, et al. Early esophageal cancer can be detected by screening endoscopy assisted with narrow-band imaging〔NBI〕. Hepatogastroenterology 56: 63-66, 2009.

[5] Ishihara R, Takeuchi Y, Chatani R, et al. Prospective evaluation of narrow-band imaging endoscopy for screening of esophageal

squamous mucosal high-grade neoplasia in experienced and less experienced endoscopists. Dis Esophagus 23: 480–486, 2010.

[6] Bibault JE, Giraud P, Burgun A. Big Data and machine learning in radiateon oncology: state of the art and future prospects. Cancer Lett 382: 110–117, 2016.

[7] Esteva A, Kuprel B, Novoa RA, et al. Dermatologist-level classification of skin cancer with deep neural networks. Nature 542: 115–118, 2017.

[8] Gulshan V, Peng L, Coram M, et al. Development and validation of a deep learning algorithm for detection of diabetic retinopathy in retinal fundus photographs. JAMA 316: 2402–2410, 2016.

[9] Yoshida H, Shimazu T, Kiyuna T, et al. Automated histological classification of whole-slide images of gastric biopsy specimens. Gastric Cancer 21: 249–257, 2018.

[10] Shichijo S, Nomura S, Aoyama K, et al. Application of convolutional neural networks in the diagnosis of *Helicobacter pylori* infection based on endoscopic images. EBioMedicine 25: 106–111, 2017.

[11] Hirasawa T, Aoyama K, Tanimoto T, et al. Application of artificial intelligence using a convolutional neural network for detecting gastric cancer in endoscopic images. Gastric Cancer 21: 653–660, 2018.

[12] Takiyama H, Ozawa T, Ishihara S, et al. Automatic anatomical classification of esophagogastroduodenoscopy images using deep convolutional neural networks. Sci Rep 8: 7497, 2018.

[13] Horie Y, Yoshio T, Aoyama K, et al. Diagnostic outcomes of esophageal cancer by artificial intelligence using convolutional neural networks. Gastrointest Endosc. 2018 Aug 16 [Epub ahead of print].

[14] 日本食管学会（編）. 臨床・病理―食管癌取扱い規約，第 11 版. 金原出版, 2015.

[15] Liu W, Anguelov D, Erhan D, et al. SSD: Single Shot MultiBox Detector https://arxiv.org/abs/1512.02325.

Summary

Recent Advances in AI Diagnosis in the Field of Esophagus Cancer — Current Study of the Cancer Detection and Future Applications of Magnifying Endoscopy

Toshiyuki Yoshio[1, 2], Yoshimasa Horie[1], Kazuharu Aoyama[3], Syouichi Yoshimizu[1], Yusuke Horiuchi, Akiyoshi Ishiyama, Toshiaki Hirasawa[1, 2], Tomohiro Tsuchida[1], Junko Fujisaki, Tomohiro Tada[2, 3]

When esophageal cancer is diagnosed at an advanced stage, its prognosis is poor. Therefore, early detection is of great importance. In recent years, AI (artificial intelligence) using deep learning has made remarkable progress in various medical fields. Here, we demonstrated the diagnostic ability of AI to detect esophageal cancer. We developed an AI diagnostic system trained with 8428 endoscopic images of esophageal cancer and validated the system using independently prepared 1118 endoscopic images. The AI diagnostic system correctly detected esophageal cancer cases with a sensitivity of 98%. The AI was able to detect all 7 small cancers less than 10mm in size. Also, the AI was able to distinguish superficial esophageal cancer from advanced cancer with an accuracy of 98%. Although false positives are a limitation to this study, future work will improve our knowledge in magnifying endoscopic images. Our results suggest that an AI-based diagnostic system is feasible for applied clinical practice in the near future.

[1] Department of Gastroenterology, Cancer Institute Hospital, Japanese Foundation for Cancer Research, Tokyo.
[2] Tada Tomohiro Institute of Gastroenterology and Proctology, Saitama, Japan.
[3] AI Medical Service inc., Tokyo.

◆ 杂志阅片会

食管内镜放大观察的实际情况

■ 杂志阅片会的目的和方法

为了明确食管放大内镜观察的现状和问题计划了这次杂志阅片会。本次委托初级者、中级者、高级者各3人，共计9人对食管内镜影像（以放大观察为主的3~4张）进行阅片。

委托经验不同的3人是因为，不仅是为了看相同症状的阅片结果预测准确还是错误，也有找出因为经验的差异，阅片着眼点的不同和容易陷入的误区。并且以日本食管学会放大内镜分类为基础的阅片的均匀度和分类本身的问题点。

根据重点的"主要血管""浸润深度"共9人份的阅片结果和杂志的情况，精选了初级者、中级者、高级者的阅片评论来刊登。虽然委托阅片的着眼点要放在放大观察上，但也包括了一般观察的综合性判断，也为阅片医生缩小了诊断范围。在各个病例的末尾处提示了病理提供者的病理组织图像，病理负责人的病理解说，并且还加上了放大观察阅片以及病变的病理组织学的总结。希望读者们也变身为阅片人，务必对提示影像进行阅片。

■ 阅片人（五十音图顺序。A~I 的顺序不是按照这个）

◆初级者（A~C）◆
毕业10年前后

刚崎　有加
（东京都健康长寿医疗中心消化内科）

原　裕子
（东京慈惠医科大学内镜科）

蓑田　洋介
（学九州大学病态制御内科学）

◆中级者（D~F）◆
毕业15~20年

高丸　博之
（国立癌症研究中心中央医院内镜科）

都宫　美华
（埼玉县立癌症中心消化器官内科）

桥本　哲
（新潟大学医学部健康寿命延长、消化器官内科）

◆上级者（G~I）◆

小山　恒男
（佐久医疗中心内镜内科）

高木　靖宽
（芦屋中央病院内科）

门马　久美子
（都立驹込医院内镜科）

■ 病例提供

海崎　泰治 （福井县立医院病理诊断科）：病例1~4

前田　有纪 （仙台厚生医院消化器官内科）：病例5~8

■ 总结

小泽　俊文 （合犬山中央医院消化器官内科）

平泽　大 （仙台厚生病院消化器内科）

■ 病理解说

海崎　泰治 （福井县立医院病理诊断科）

● 主要的外文缩略语

EP：epithelium（上皮层）

LPM：lamina propria mucosa（黏膜固有层）

MM：muscularis mucosa（黏膜肌层）

SM：submucosa（黏膜下层）

NBI：narrow band imaging（窄带成像技术）

AVA：avascular area（乏血管区）

BA：brownish area（褐色区域）

EGJ：esophagogastric junction（胃食管结合部）

SCJ：squamocolumnar junction（鳞柱状上皮交界处）

IPCL：intra-epithelial papillary capillary loop（上皮内乳头状毛细血管袢）

VBC：inter-vascular background coloration（黏膜背景颜色）

MCE：marginal crypt epithelium（腺窝边缘上皮）

SCC：squamous cell carcinoma（鳞癌）

病例1

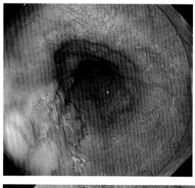 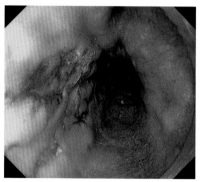

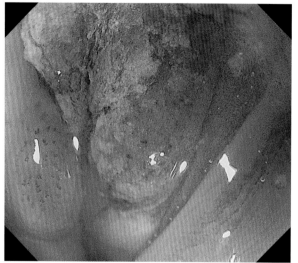

◆初级者A的阅片

白光观察：认为在左壁有约 20mm 大小的不规则浅凹陷型病变，边界比较清晰。病变周围的黏膜高度白浊，伴有食管炎。认为在病变口侧伴有白苔黏着的小糜烂，其肛侧是被一部分再生上皮覆盖。在糜烂的部分纵向褶皱变得很难进入。虽然认为深度为 LPM ~ MM，但包括周围黏膜，由于炎症的影响可能看上去更深，考虑可能是局限于 LPM 的病变。

NBI 观察：与凹陷部分大概一致认为是 BA。BA 内的血管看上去是点状，考虑相当于 B1 血管。

NBI 放大观察：认为是病变肛侧附近，在表层有角化的影响，BA 内的血管无法辨认。因此，考虑是一个根据血管的浸润深度诊断很困难的病理。

阅片人		主要血管	深度
初级者	A	B1	LPM
	B	评价不可	EP/LPM
	C	A	SM2
中级者	D	A	其他
	E	B1	EP/LPM
	F	A	EP/LPM
高级者	G	B1	EP/LPM
	H	B1=非肿瘤血管	EP/LPM
	I	B1	MM

◆初级者B的阅片

白光观察：认为是 20mm 大小发红、边界比较清晰的形状不规则的凹陷型病变。口侧伴有浅糜烂，肛侧伴有白苔，伴有炎症。在吸气像有纵褶皱进入，可能是浸润深度比较浅的病变。

NBI 观察：病变作为 BA 被辨认，伴有背景着色（background coloration）。

NBI 放大观察：由于白苔造成血管观察困难可能无法评价。从整体像综合判断，可能浸润深度是 T1a-EP/LPM。

◆初级者C的阅片

白光观察·NBI 观察：认为是 15mm 大小的呈红色的凹陷型病变。在 NBI 观察中 BA 怀疑是鳞癌。在相同部位给气时伸展不佳，有相当的厚度（特别是 9 点钟方向的放大观察的部分），预测是 T1b-SM2 程度的浸润深度。

NBI 放大观察：表层由于有白苔，在白光观察中看不到有增厚的部位的血管，根据血管观察浸润深度诊断困难，考虑是无法作为浸润深度判断的指标。还有在 NBI 观察能看到的血管可能是 A 血管，怀疑是非肿瘤部分。从以上判断应该把白光观察的深度诊断优先，考虑是浸润深度 T1b-SM2。

◆中级者E的阅片

白光观察：不规则的发红的凹陷型病变，表面被角化物和上皮覆盖。考虑是 15mm 大小的 0-Ⅱc 型食管癌。

NBI 观察：没有被上皮覆盖的部位呈 BA，认为有伴有 background coloration 的点状血管。

NBI 放大观察：虽然被角化物覆盖的部位无法透见血管，但被上皮覆盖的部位认为略有扭曲，伴有形状不均一的 B1 血管。

◆高级者I的阅片

白光观察：发红的凹陷型病变，凹陷边缘有隆起。凹陷底部略有凹凸不平，中间部分有硬度（+），左前壁边缘有隆起的部分癌细胞向上皮下延伸，推测凹陷部分 MM 大面积浸润。

NBI 观察：口侧凹陷部分有糜烂形成。

NBI 放大观察：认为是病变的肛侧放大可见，表面有很多附着物，可见的血管只有极少一部分。可见的血管是 B1，但很难说是典型扩张、蛇形、口径不同、形状不均匀等四征的血管。

血管和侵入深度的关系：血管看不清楚，被观察到的部分不是最深处。因此，深度诊断参考了普通白光观察的意见。

病理解说

SCC，T1a-LPM

　　NBI 放大观察的部位由凹凸不平的白色物质黏着部位和具有平滑表面的部位组成。白色物质的附着部位是表面不规则的角化不全的鳞癌组织，上皮突起延长，在黏膜固有层内浸润。肿瘤内，嗜中性粒细胞浸润明显。IPCL 扩张，增生明显。平滑的表面是伴有反应性上皮肥厚的非肿瘤性多层鳞状上皮，IPCL 扩张增生稍显明显。

（海崎 泰治）

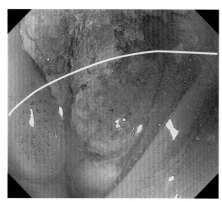
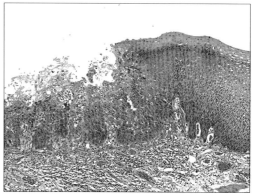

总结 　　EGJ 远端的口侧食管区域性的发红凹陷型病变。同部位在 NBI 观察中作为 BA 被观察并且角化层正在变薄。周围的鳞状上皮以左壁为中心，白浊肥厚怀疑是存在酸反流等炎症。病变根据部位和形状容易被怀疑为肿瘤性病变。病变内部残存有多个岛状的鳞状上皮岛，纵向褶皱结构相对保持。另外，病变肛侧左侧壁感觉稍微有些厚度，只有阅片者 C 认为浸润深度是 cT1b-SM2，多数阅片者把浸润深度定至 T1a-LPM。提示的 NBI 放大影像中，渗出物或是角化物，在观察不到血管的部位的外侧认为有轻度的扩张后的点状血管，由于形状不均一，虽然 2/3 的阅片者认为是 JES 分类的 B1 血管，但是有 3 人认为只是 A 血管，1 人认为无法评价。从病变来看，应该是轻微的血管变化。病理所见也有炎症细胞浸润，IPCL 的变化有可能由于炎症而被掩盖。另外，口侧的糜烂／白苔周围没有可见的 BA 部分的血管，根据血管的浸润深度诊断可以说是困难的。

（小泽 俊文）

病例2

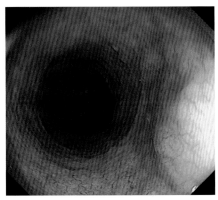
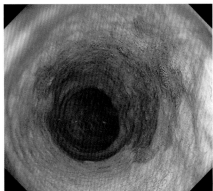
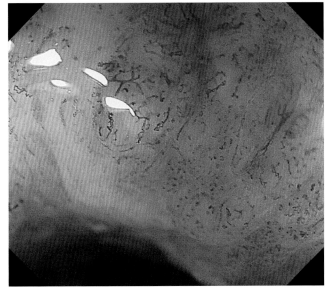

◆初级者A的阅片

白光观察：认为在右壁有1/2周的发红平坦的病变。病变口侧虽然有一部分凹凸不规则很明显的部分，但伸展良好，怀疑是T1a-EP/LPM。

NBI 观察：病变部被认为是BA，内部有可见的点状血管部分，考虑相当于B1血管。

NBI 放大观察：绒毛状的血管和虽然延长，但保持了袢状构造的血管，都考虑是B1血管。但是在毛茸茸的白色隆起的边缘，能看到有血管正在渐渐变成缺乏袢状结构的B2血管，在隆起顶部血管分布与周围相比稀疏，形成AVA-small。同部位有极小一部分有MM浸润，考虑有淋巴滤泡和导管内进展的可能性。

阅片人		主要血管	深度
初级者	A	B1	MM
	B	B1	EP/LPM
	C	B1	EP/LPM
中级者	D	B1 > B2	MM
	E	B1 > B2	MM/SM1
	F	B1	EP/LPM
高级者	G	B1	EP/LPM
	H	B1 > B2	MM/SM1
	I	B1 > B2	MM（主体是EP/LPM）

◆中级者 D 的阅片

NBI 放大观察： 隆起部，有血管稀疏的部分没有被 B2 血管包围，考虑是典型的 AVA。还有，认为是 B2 血管的部位只有极小一部分，考虑这个看上去血管稀疏的部分有可能浸润深度是 T1a-MM。其他 B1 血管，考虑到大小的话认为是 T1a-LPM。

◆中级者 E 的阅片

白光观察： 3/4 周的浅红色的 0-IIc 型食管癌的强伸展像，凹陷面伴有颗粒状隆起。

NBI 观察： 认为呈分界明确的 BA，呈颗粒状隆起黄色调的部位，考虑肿瘤的存在。

NBI 放大观察： 可能是与黄色的颗粒状隆起一致的放大像。与颗粒状隆起一致并且符合 4 个特征，认为是 B2 及 B1 血管。从以上考虑是 0-IIc 型食管癌，cT1a-MM/cT1b-SM1。

◆高级者 G 的阅片

NBI 放大观察： 认为只在极小一部分有 B2 血管。在黏膜下肿瘤（submucosal tumor，SMT）样的隆起上面，可见黄白色物质。考虑可能是类基底细胞癌（basaloid squamous cell carcinoma，BSC）。

解答　病理组织学上诊断：SCC，T1a-LPM，INFa，ly0，v0，pIM0，pHMX，pVM0（其他部分是 T1a-MM）。

病理解说

NBI 放大观察部分是 SCC，T1a-LPM（病变整体是 T1a-MM）

虽然 NBI 放大观察部位的中心部有黄白色隆起，在该部位 SCC 上皮中层产生龟裂，形成空隙，并有黏液贮存。原因是从深部进入的扩张的食管腺导管带来的黏液的储存。右侧，同样有食管腺导管扩张，内镜所见有轻微隆起。SCC 本身，是在这个部位伴随着上皮突起的延长局限在黏膜固有层的肿瘤，在其他部位有达到黏膜肌层的肿瘤浸润。

（海崎 泰治）

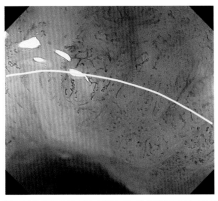

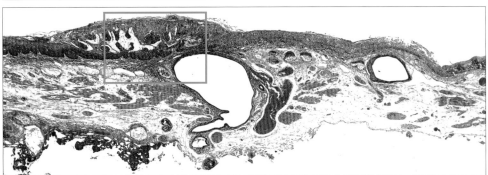

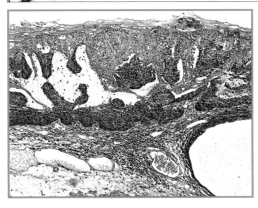

总结

　　病变是以右壁为中心环 1/2 周，病变边界清晰的 BA 被观察到的平坦凹陷型的表浅癌，很明显也存在点状 B1 血管。从在前壁侧的小结节是黄色的这一点怀疑是肿瘤（直接浸润或是壁内转移巢），阅片人 G 怀疑是存在特殊型癌，因此必须要鉴别。病理结果虽然是潴留黏液，但凹陷内隆起处是浸润深度诊断重要的区域。接近的 BA 表层被 B1 血管所覆盖，在小结节以及右侧加上被拉伸的 B1 血管，能观察到又粗又延长的褐色的 B2 血管，八人指出了这个。但是从没有观察到 AVA 这一点，认为与增殖在细节上有些不同。同部位有两人认为是 AVA-small，但应该注意的是，血管稀疏领域是 AVA 的定义。从保持着表面构造这一点来看，怀疑是在上皮内癌的深层还没有到破坏黏膜层程度的固有层浸润癌。在大致被观察是 B1 血管的部位，浸润深度浅，虽然有 6 个阅片人认为，在小范围内被观察的 B2 血管区域浸润深度为 T1a-MM/T1b-SM1，但实际上放大观察是 T1a-LPM，在其他部位是 MM 浸润，这一点要补充。

（小泽 俊文）

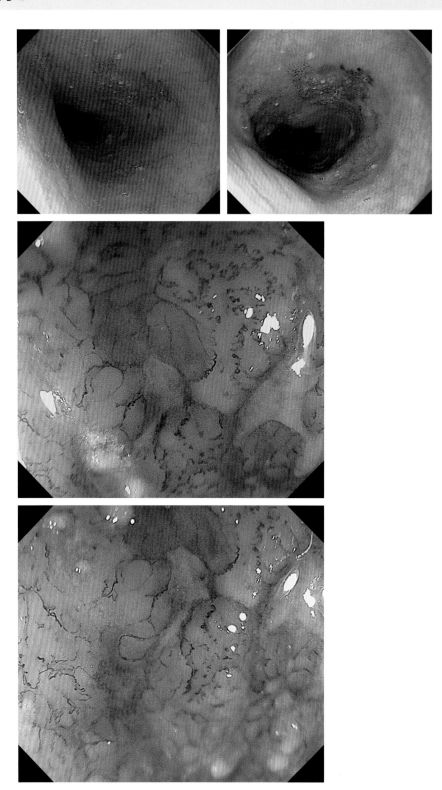

◆初级者C的阅片

白光观察·NBI观察：认为在 2 点钟方向有长径 15mm 范围的，表面伴有糜烂的充血黏膜，在 NBI 被识别为 BA，考虑是 SCC。

NBI 放大观察：2 张右半部分都有点状的扩张血管，被认为是 B1 血管。左半部分略呈袢状结构稍微散开的几根血管考虑是 B2 血管。但是，仔细观察这些正在散开的血管，色调浓厚略粗部分与颜色淡细径的部分混在一起。从这个角度，让人想起从 B1 向 B2 过渡的血管，浸润深度考虑是 T1a-LPM 程度。还有，从 AVA 的构成是 B1 血管，尺寸为 AVA-small 这两点证实了 T1a-LPM 程度的浸润深度。

阅片人		主要血管	深度
初级者	A	B1 > B2	MM/SM1
	B	B1	EP/LPM
	C	B1	EP/LPM
中级者	D	B2	MM
	E	B1	EP/LPM
	F	B1	EP/LPM
高级者	G	B2	EP/LPM
	H	B1+AVA-s	EP/LPM
	I	B2	LPM（一部分是 MM）

◆中级者E的阅片

白光观察：15mm 大，伴有充血糜烂的 0-Ⅱc 型食管癌。

NBI 观察：认为是边界清晰的 BA，表面糜烂清晰。

NBI 放大观察：上：右上簇有 B1 血管及由 B1 血管组成的 AVA-small。中央附近有 baran 血管（AVA 周围不同口径的血管上下波动，在表层相互愈合，呈圆形排列），包围着 AVA-middle（约 1000μm）。左侧可以看到口径不同的网格血管（口径不同的血管呈袢状排列聚集，但一部分袢状结构可以看到中断）。下：在左上可以看到呈蛇形扩张，口径不同的 B2 血管组成的 AVA-small。

◆高级者H的阅片

NBI 放大观察：可见的血管几乎都是 AVA-small+B1 血管。血管间的色调为白色，通常观察也没有发现覆盖黏膜癌的深部浸润，认为是 T1a-EP/LPM 癌。

解答　病理组织学所见：SCC，T1a-LPM，INFa，ly0，v0，pIM0，pHM0，pVM0。深度：LPM。

病理解说

SCC，T1a-LPM

NBI 放大观察的部位是从 SCC 组织表面开始的，上皮隆起肿大，IPCL 的间隔不规则地扩张。IPCL 的扩张也很明显。NBI 放大观察中呈不规则形状，黄色部位是相当于上皮内的角化，微小的隆起相当于由于 IPCL 的明显扩张而导致的充血。　　　　　　　　　　　　（海崎 泰治）

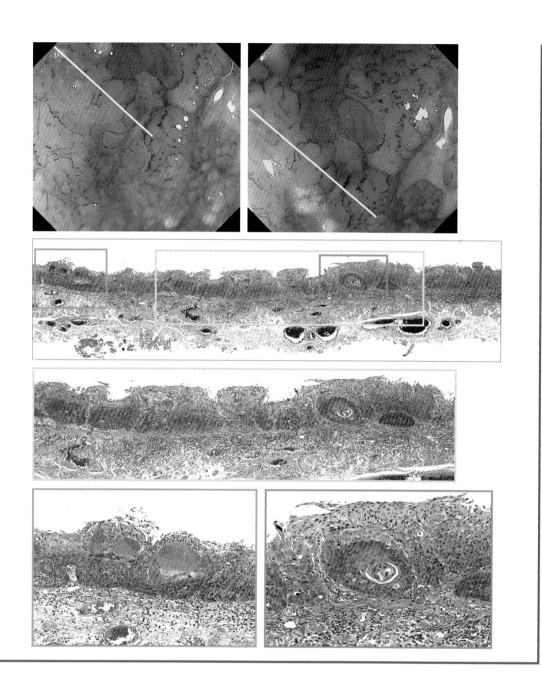

总结　　存在于右前壁超过 10mm 的发红的平坦凹陷型病变，边缘有点状扩张血管和散在的白色物质。接近边界清晰的 BA 能观察到绒毛状和点状的 B1 血管。另外，有较多被伸展后的血管包围的 AVA-small，其构成血管是像捻过的线那样的 B2 血管。因此，大多认为是 B1 血管被挤压、伸展所致的。血管的阅片结果截然不同，6 名阅片者认为血管为 B1 为主，3 名阅片者认为血管为 B2 为主，包括 2 名高级阅片者。围绕 AVA 没有形成袢的血管的阅片结果如此不同，令人感兴趣。前者被推测为是解释了其成因的阅片结果，不过从定义上还应该是 B2 血管。推测虽然前者是解释其由来的阅片，但是从定义上讲果然应该是 B2 血管。关于浸润深度认为 AVA-middle 以上的，白色物质也可能是伴有炎症的渗出黏着物和角化不全。总的来说浸润深度浅，几乎所有的阅片者都正确诊断到 T1a-EP/LPM，但是，越是初级者越倾向于根据定义严格阅片。　　　　　　　　　（小泽 俊文）

病例4

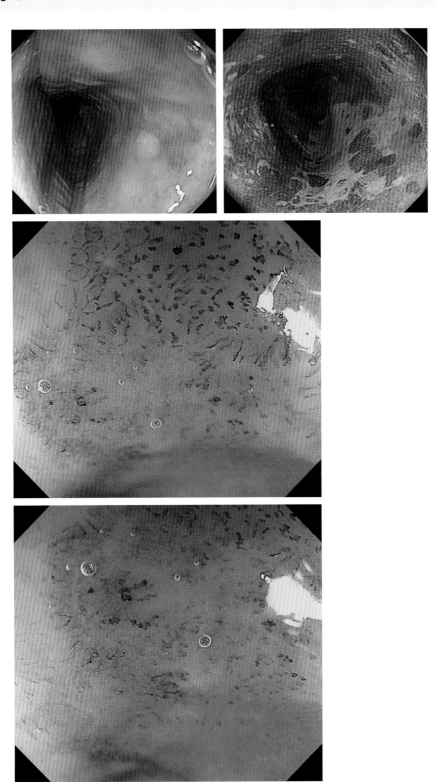

◆ **初级者 A 的阅片**

白光观察：认为是表面发红的表浅不规则凹陷型病变。送气伸展性良好，考虑是 LPM 的病变。

NBI 放大观察：在 BA 内可见 B1 血管，在其周围也可见袢状结构稍延长的血管，因为保持了袢状所以解释为 B1 血管，还能看到少许被 B1 血管包绕的 AVA-small。考虑该部位是病灶浸润最深处，即 LPM。

◆ **初级者 B 的阅片**

白光观察：发红的少许凹陷的环 1/2 周病变。通过送气伸展性良好，考虑浸润深度是 LPM 的病变。

NBI 放大观察：认为在重点区域口侧的血管可能都是 B1 血管。虽然肛侧是确认有被上皮覆盖的区域而且很难辨认到血管，但是这个区域没有被血管包围不能说是 AVA。在被辨认的血管中没有发现 B2 以上的血管，综合的评价怀疑是 T1a-EP/LPM。BA 内可见 B1 血管，其周围也可见袢状结构稍延长的血管，但由于血管仍是成环的，所以认为是 B1 血管。另外，在 B1 血管中可见少量的 AVA-small。将该部位视为浸润深度达 LPM。

◆ **中级者 F 的阅片**

有部分血管看不清楚的区域，但考虑仅有 B1 血管。

◆ **高级者 G 的阅片**

NBI 放大观察：认为是浅 0-IIc 病变，B1 血管。一部分区域虽然血管稀疏，但该部位血管没有被 B1、B2 所围绕，故不能称为无血管区，所以不能标记为 AVA。

◆ **高级者 H 的阅片**

NBI 放大观察：肿瘤性血管多为 B1 血管和延长的 B1 血管，左侧的一部分是 AVA-small。左下方可见以白色间质为背景的细密血管，认为是淋巴细胞等炎症细胞浸润的血管和少量 B1 血管的混合体。

阅片人		主要血管	深度
初级者	A	B1	LPM
	B	B1	EP/LPM
	C	B1	EP/LPM
中级者	D	B1	MM
	E	B1	EP/LPM
	F	B1	EP/LPM
高级者	G	B1	EP/LPM
	H	B1 ＞炎症性血管＞ AVA-s	EP/LPM
	I	B1	EP（一部分是 LPM）

解答　病理组织学所见：SCC，T1a-LPM，INFa，ly0，v0，pIM0，pHM0，pVM0。浸润深度：LPM。

病理解说

SCC，T1a-LPM

　　NBI 放大观察部位全部由 SCC 组织组成。肿瘤基本停留在上皮内，中央部有少量黏膜固有层内浸润。肿瘤下的黏膜固有层伴随着淋巴滤泡、淋巴细胞高度浸润，肉芽组织样的毛细血管增生明显。

（海崎 泰治）

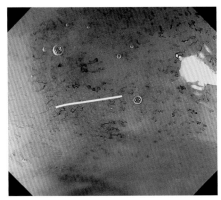

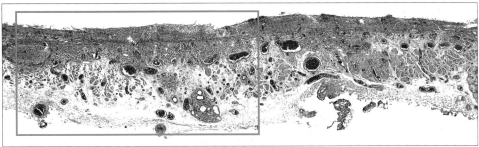

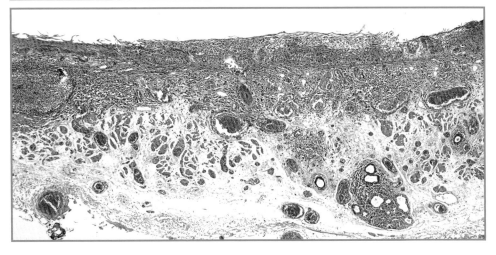

总结　　用白光观察有淡红色的 0-Ⅱc 型病变，病变内及周围有肥厚的鳞状上皮。90°旋转的是碘染色像。地图状的不染区内部散布着岛状的浓染区域，周围没有隆起，考虑浸润深度浅。在 NBI 放大图像（上）中，画面上显示点状的 B1 血管，左上侧显示 AVA-small。在中央右侧可以看到延长 / 扩张的血管，但是可以观察到细小、尖锐、边界不明的白浊区域。正如阅片者 H 指出的，淋巴细胞浸润灶等伴随炎症的变化混杂在一起。下方进一步放大的是放大像（下）。中央由于白浊肥厚黏膜的存在，血管通透性降低，可见散在血管密度低的区域。

　　虽然有 3 名不同经验阅片者都认为是 AVA-small，但阅片者 G 提醒，从定义上看不应该是 AVA。由于未见 B2 血管，这个部位的浸润深度大多诊断为 T1a-EP/LPM。希望那些掌握黏膜癌伴有炎症浸润的相关专家可以鉴别诊断出本病例。

（小泽 俊文）

病例5

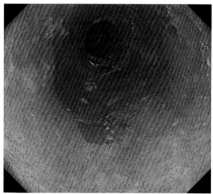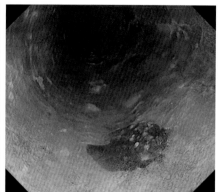

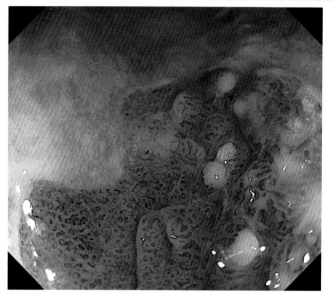

◆初级者A的阅片

白光观察： 背景黏膜白浊有食管炎。在后壁认为有约 10mm 大的明显发红的凹陷型病变。特别是在病变后壁侧凹陷的凹凸不规则，其边缘有厚度，考虑病变的后壁侧浸润深度最深。

NBI 观察： 病变被认为是 BA，在 BA 内可见点状的血管。

NBI 放大观察： 虽然病变部是以粗 B1 血管为主体构成的，但在病变后壁肛侧有一部分缺乏祥状形状的 B2 血管，考虑是 MM。根据以上所述，浸润深度整体为 T1a–LPM，从肛侧至后壁部分为 T1a–MM。

阅片人		主要血管	深度
初级者	A	B1 ＞ B2	MM
	B	B1	EP/LPM
	C	B1	EP/LPM
中级者	D	B2	SM1
	E	B1	MM/SM1
	F	B1	EP/LPM
高级者	G	B1	EP/LPM
	H	B1	EP/LPM
	I	B1 ＞ B2	EP/LPM（隆起部 MM）

◆初级者C的阅片

白光观察、NBI 观察： 图像 6 点钟方向有明显发红、表面有糜烂、边界明确的凹陷区域，这个区域是肿瘤部位。该区域在 NBI 观察中是 BA，考虑为 SCC。背景的食管黏膜在通常观察中也有白色浑浊物，推测背景正常黏膜也有炎症。

NBI 放大观察： 肿瘤血管密度整体上升。肿瘤部主要是点状的 B1 血管。但是，肿瘤右半部分的区域可见散在糜烂，周围有若干略粗的缺乏袢状结构的血管（B2 样血管），可能是受炎症的影响，这些血管无法成为浸润深度诊断的指标。根据以上考虑，病变的浸润深度是 B1 血管的 T1a-EP/LPM。但是，在白光观察中肿瘤明显发红，在 NBI 观察中血管密度的上升明显，因此担心有脉管浸润的风险。

◆中级者D的阅片

NBI 放大观察： 血管呈蛇形扩张，左侧看上去像是保持了袢状结构，右侧的白色小隆起及其周围部分袢状结构似乎消失了。特别是中央的小白色隆起，周围认为有可能是 B2 弯曲的血管，考虑是 AVA-small。右侧凹陷不规则部位一致被认为存在 B2 血管，怀疑这个部分浸润深度达 T1b-SM1。

◆中级者E的阅片

白光观察： 8mm 大小的明显发红的 0-Ⅱc 型食管癌，病变左侧凹陷面平坦，病变右侧黏膜凹凸样。

NBI 观察： 显示边界清晰的 BA，病变右侧与左侧相比增厚并凹凸不平。

NBI 放大观察： 病变左侧为 B1 血管，右侧为 B1 血管及 AVA-small。但是，根据通常观察：①深度发红；②病变右侧增厚并有小凹凸，浸润深度达 cT1a-MM/T1b-SM1。

◆高级者I的阅片

白光观察： 虽然是小病变，但深度红肿，是明显的凹陷型病变。靠左壁凹凸少，靠右壁在表面黏附着角化物，可见凹凸。靠后壁的边缘，特别是靠近肛侧在边缘看上去伴有轻微的隆起。

NBI 观察： 靠左壁凹凸较少，靠后壁有凹凸，色调不同。

NBI 放大观察： 病变的肛侧放大观察，整体上是口径不一致的明显血管，中间偏左的大部分是 B1 血管，包括延长的 B1 血管。可见角化物的靠近肛侧的右侧壁，可见延长的 B1 血管和 B2 血管，肛侧右壁隆起的顶部可见 B2 血管。这个隆起的边缘部分是上皮隆起，考虑这个部位是浸润最深处。

血管和浸润深度的关系： 可见袢状的 B1 血管，延长的 B1 血管，浸润深度达 T1a-EP/LPM 占大半，不过，NBI 放大观察认为肛侧隆起部顶部为 B2 血管，怀疑是 MM。在白光观察中虽然没怀疑是 MM，但是需要注意脉管浸润的病变。

病理解说

SCC，T1a-MM

NBI 观察所示的 BA 全部由 SCC 组织构成。肿瘤组织几乎覆盖全长，表层的肿瘤和深层的肿瘤之间虽然有着正常构造的少许黏膜固有层，但是没有浸润到黏膜肌层。在病变中央部，认为有食管腺管内进展。有触及黏膜肌层的浸润。角化物呈不规则附着，特别是在病变中央增厚明显。

（海崎 泰治）

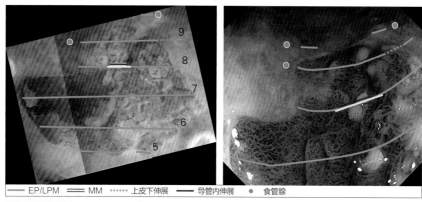

── EP/LPM ═══ MM ┈┈┈ 上皮下伸展 ━━━ 导管内伸展 ● 食管腺

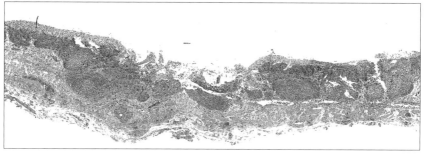

总结

本例是呈明显发红的约 10mm 表浅凹陷型病变。虽然阅片认为主要的血管多是（7/9）JES 分类 B1 血管，但是病变的左侧壁和后侧壁能观察到一些不同的血管形态。左侧壁（影像的左侧）全员阅片认为是 JES 分类 B1。一方面，从中间部分开始的病变后侧壁（影像的右侧）的血管，阅片人 B/F/G 评价是 JES 分类 B1，阅片人 A/C/I 认为是 JES 分类 B2，D/E/H 是 AVA-small，认为是依据血管阅片所发生的区别。该部位的血管有部分中断，这个变化是非常隐蔽的。笔者认为，无论是初级阅片者还是高级阅片者都有同样的倾向，说明这些血管的表现是很难区别。重点区域相当于最深部周围的血管，由于该部的病理是表层脱落，所以是否存在 IPCL 样的血管无法得出结论。在内镜中，由于 JES 分类 B2 和 AVA-small 的范围非常窄，虽然有最终浸润深度的倾向，但是诊断为 T1a-MM/T1b-SM1 的阅片人通常是通过一般内镜观察的深红色和病变内的凹凸的变化进行诊断的。虽然大部分是 JES 分类 B1，但我再次认识到观察到血管细微变化，再加上对整体情况的观察得出的结论是非常重要的。

（平泽 大）

病例6

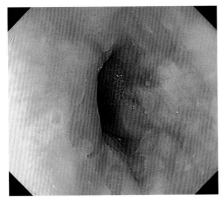
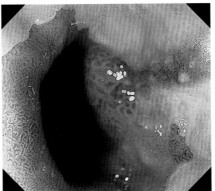
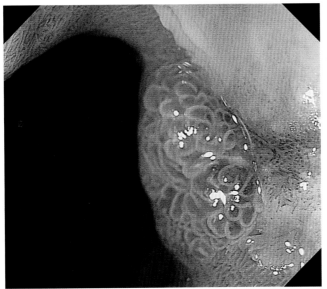

◆初级者A的阅片

白光观察：SCJ 正上方的黏膜是整体性发白，栅栏状血管消失，为反流性食管炎所见。在 SCJ 正上方的右壁可见发红的线状糜烂。糜烂周围略隆起，胃侧发红，伴有轻微的水肿状变化。

NBI 放大观察：口侧的发红逐渐呈褐色，内部的血管呈点状，虽然有轻度扩张，但蛇形和口径不同不明显，考虑是 A 血管。另外，在胃侧，MCE 的幅度基本一致，光滑，考虑是炎症增生性变化。根据以上，认为非肿瘤，是反流性食管炎。

阅片人		主要血管	深度
初级者	A	A	其他
	B	A	其他
	C	B1	EP/LPM
中级者	D	A	其他
	E	异型腺管 +B1	MM/SM1
	F	A	EP/LPM
高级者	G	A	其他
	H	A	其他
	I	B1	EP/LPM

◆初级者B的阅片

白光观察、NBI 观察： 在EGJ 2 点钟方向的鳞状上皮侧认为有 10mm 大的在长轴方向伸展的发红糜烂。

NBI 放大观察： 该部位伴有血管增生，但异型较弱，提示伴随炎症的变化。该部的腺上皮一侧伴有明显的隆起，但白区比较均匀，未观察到不规则血管，提示有炎性变化。综上所述，本病变被认为是炎症性变化。

◆中级者D的阅片

白光观察、NBI 观察： 认为在关注点的肛侧具有腺管构造的隆起，但不认为该处是 BA 的表现隆起。关注点因为血管比较密，所以被认为是 BA。

NBI 放大观察： 但是，在放大观察中难以观察到认为是扩张、扭曲、口径不同、形状不均一的地方，判断是 A 血管，考虑是炎症性变化。

◆中级者F的阅片

NBI 放大观察： 虽然类似 B1 血管，但是缺乏口径不同，形状均一，判断是 A 血管，也可能是食管炎。

◆高级者G的阅片

SCJ 为连续向口侧延伸的发红性病变，边界不明。

NBI 放大观察： 轻度扩张，但发现口径不同，行走不均的袢状血管，判断为反流性食管炎引起的病变。

◆高级者I的阅片

白光观察： 食管下端的黏膜，可能是由于炎症，黏膜白浊血管看不透。EGJ 部口侧的右后壁，内部有白色调的微隆起的发红黏膜。在平缓的隆起顶部可见局部发红，不能判断是否有上皮下的延伸。

NBI 观察： 发红部是被观察为伴随血管增生的 BA。

NBI 放大观察： 可见袢状的 B1 血管和延长的 B1 血管。

血管和浸润深度的关系： 认为是袢状的 B1 血管和延长的 B1 血管，虽然认为浸润深度是 T1a-EP~LPM，但在白光观察中所看到的病变部整体的隆起的解释是个问题。不仅可能是癌的浸润，考虑也可能是由于淋巴滤胞和食管腺等所带来的变化。

解答 　　病理组织学所见：炎症（inflammation）。

病理解说

反应性变化（因反流性食管炎产生的）。

　　肛侧的黏膜是在乳头状增生的腺上皮上被覆盖着的。口侧被复层鳞状上皮覆盖，虽然从腺上皮的边界开始逐渐变厚，逐渐变薄，逐渐变厚，但过渡平稳。复层鳞状上皮无异型，上皮下有淋巴细胞浸润。虽然 IPCL 的扩张较为明显，但是瘀血不明显。　　　　　　　　　　　　　　　　（海崎 泰治）

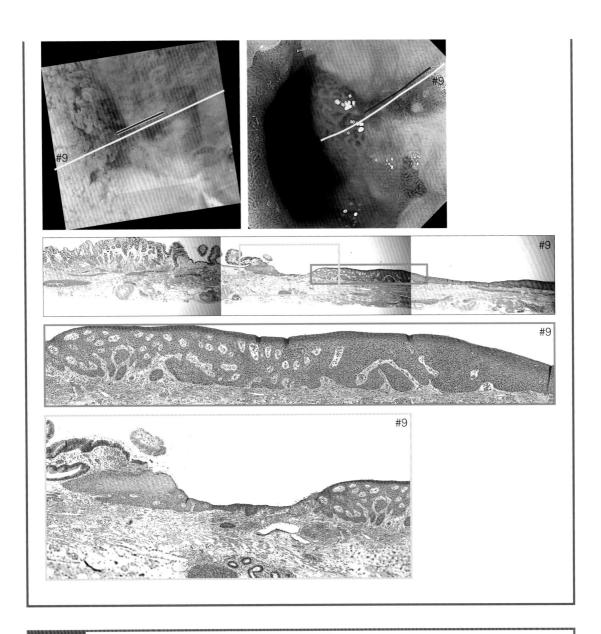

总结　　本例是 SCJ 口侧扩张发红病变。从肛侧有炎症性息肉这一点推测有酸反流的关键问题是诊断肿瘤还是非肿瘤。病变部分的 NBI 放大观察中能观察到点状的血管。放大倍率低，鉴别是 JES 分类 B1 血管和 JES 分类 A 血管是非常困难的，阅片人 C/E/I 诊断为 JES 分类 B1 血管。阅片人 F 认为虽然是 JES 分类 A 血管，但诊断为肿瘤性病变。阅片结论为 JES 分类 A 血管的阅片者把缺乏口径不同、没有集齐井上的 4 个特征（扩张、蛇形、口径不同、形状不均一）、边界不清晰（阅片人 G/H）作为诊断的依据列举了出来。

（平泽 大）

病例7

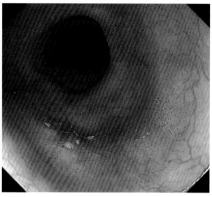 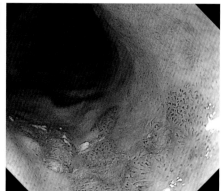

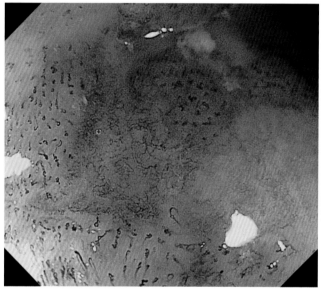

◆初级者A的阅片

白光观察： 后壁有约 15mm 大的发红的浅凹陷型病变。

NBI 观察： 认为病变是 BA，在 BA 内可见点状血管和一部分祥状延长的血管。

NBI 放大观察： 虽然认定为 B1 血管，但在病变中央部的模糊区域发现了缺乏细小的祥状结构的血管，认为是 R 血管。该部位与周围相比，看上去有一段凹陷，考虑是最深部。判断是大致深度达 T1a-EP/LPM 的病变，最深部是 T1a-MM，考虑是一部分基底细胞样的特殊组织型混在 SCC 中的病例。

阅片人		主要血管	深度
初级者	A	B1	MM
	B	B1，R	MM/SM1
	C	B2	MM/SM1
中级者	D	B1	MM/SM1
	E	B1	MM/SM1
	F	R	MM/SM1
高级者	G	R	EP/LPM
	H	B1 >非肿瘤性血管	EP/LPM
	I	B1 > B2，R	EP/LPM（凹陷部 MM）

◆ 中级者 D 的阅片

白光观察：画面左口侧有稍微凹陷的部位。与这个部位一致怀疑是管壁的变形。

NBI 放大观察：认为是与周围的 B1 血管不同的蛇形的稍微不规则的无祥状结构血管。虽然不能确诊为 R 血管，但至少和周围不同，怀疑浸润深度是 T1a-MM/T1b-SM1。虽然在病理学上很难判断是否存在特殊形状，但是和周围比较血管稀疏，肿瘤细胞密度比通常的 SCC 比例高。

◆ 中级者 E 的阅片

白光观察：1/3 周有淡发红 0-IIc 型食管癌。左侧凹陷 7～8mm。

NBI 观察：考虑 B1 血管是主体。

NBI 放大观察：（由于放大部分不明确，难以正确诊断）认为是 B1 血管。组织间认为有卷曲的血管，认为是在病变平坦的部位。虽然管径不同但特征明显，认为是 B2 血管。

◆ 高级者 G 的阅片

大部分为 B1 血管，但在病变中央口侧可发现 R 血管。左侧可发现颗粒状隆起，但未提供该部的放大图像。远景 NBI 观察，发现 B1 样血管。从以上的情况来看，SCC 的一部分未分化，平坦型病变，浸润深度为 T1a-LPM。

◆ 高级者 H 的阅片

NBI 放大观察：肿瘤血管考虑是由点状延伸而来的 B1 血管，凹陷部分的细小的网状血管可以认为是炎症性或上皮的变薄导致的网状血管。

病理解说

SCC，T1a–LPM

NBI 放大观察部位全部由 SCC 组织构成。关注区域中心肿瘤上皮变薄，上皮突起不明显。IPCL 不明显。黏膜固有层有毛细血管增生，伴随淋巴滤泡形成的淋巴小结浸润明显。（海崎 泰治）

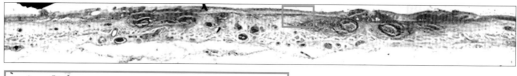

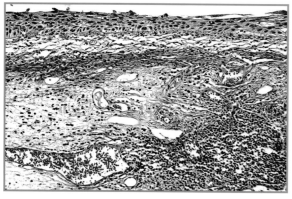

总结 本例能观察到在发红的凹陷型病变中，JES 分类 B1 血管中局部有非袢状血管从这一关注区域的阅片评论中，阅片人 C/E 认为是 JES 分类 B2，阅片人 A/B/D/F/I 认为是 R 血管，H 认为是非肿瘤性的血管。诊断为 R 血管的人是以细小的网状血管为诊断依据。阅片者 C 是根据 JES 分类 B2 血管的区域，得到阅片结果在 AVA–middle。E 是从血管非典型的程度考虑是 JES 分类 B2 血管的范畴，H 认为是与炎症有关的血管。虽然多数表决的话也许应该是 R 血管，但是病理组织学上是变薄的肿瘤上皮 IPCL 不明显，浸润深度 T1a–LPM 的 SCC。这是与肿瘤上皮变薄有关的血管变化与 R 血管的鉴别很难的 1 例〔还有，本病例在本书 p42、43（**图 1**）作为病例提示〕 （平泽 大）

病例8

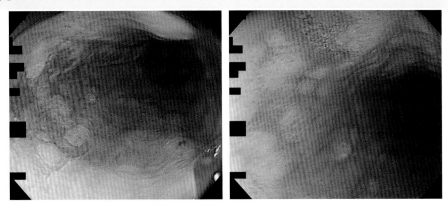

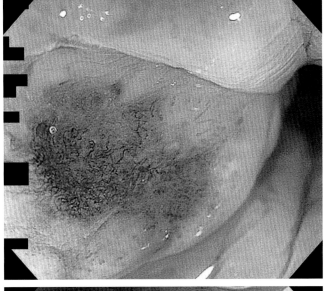

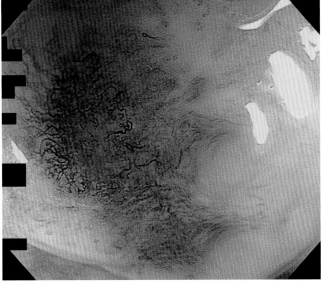

◆初级者 B 的阅片

白光观察：根据红色的凹陷区域，可看出病变范围。

NBI 放大观察：虽然可以发现伸展后的 B2 样血管增生，但无论哪一种血管都没有明显的口径不同和形状不均匀，包括整体图像在内综合判断的话，被认为是炎症的迹象。

◆中级者 D 的阅片

NBI 放大观察：认为有大小不同的无袢状结构血管。考虑不是 B1 血管而是 B2 血管或者是 R 血管。若是肿瘤性病变的话，可能与一般的 SCC 有不同的性状。还有，病变整体上升平滑，凹陷部分和周边覆盖的上皮的过渡部分也平坦，考虑没有形成大的癌巢，无深层浸润的可能性。怀疑浸润深度是 T1b-SM1。

阅片人		主要血管	深度
初级者	A	A	其他
	B	A	其他
	C	R	MM/SM1
中级者	D	R	MM/SM1
	E	B2 整	EP/LPM
	F	B2	MM/SM1
高级者	G	B2i	EP/LPM
	H	非肿瘤性血管	其他
	I	B2＞B3，R	MM/SM1（一部分是 SM2）

◆中级者 E 的阅片

白光观察：存在白浊的背景黏膜，呈淡红的 0-Ⅱc 型食管癌。

NBI 放大观察：红肿严重部位的放大像。虽然认为有缺乏袢状结构的扩张的血管，但由于口径不同，缺乏 4 个特征这一点，认为可能是炎症部位可见的 B2 血管。

◆中级者 F 的阅片

NBI 放大观察：认定为较粗的不规则树枝状血管，为 B2 血管，深达度判断为 T1a-MM/T1b-SM1。

◆高级者 G 的阅片

NBI 放大观察：认为是边界清晰的不规则型的 0-Ⅱc 并且有无袢状结构血管。但是，从没有口径不同，其密度也高这两点，诊断为高桥、小山等所提出的 B2i 血管的血管诊断。虽然是 B2 血管，但不能反映浸润深度，诊断为糜烂再生过程。另外没有提示深部浸润的迹象，诊断为深达度 T1a-LPM。

解答 病理组织学所见：SCC，0-Ⅱc，pT1a-MM，INFb，ly0，v0，HM0，VM0。深度：MM。

病理解说

SCC，pT1a-MM

病灶中心部分糜烂化，表面被肉芽组织覆盖。肉芽组织的深部多发 SCC 的小型癌巢，在癌巢周围有毛细血管增生，淋巴细胞浸润。SCC 的表层几乎不外露。肿瘤一边形成大小不一的癌巢，一边向黏膜肌层内浸润。

（海崎 泰治）

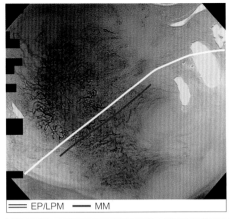

EP/LPM ━━ MM

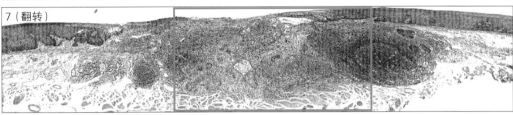

7（翻转）

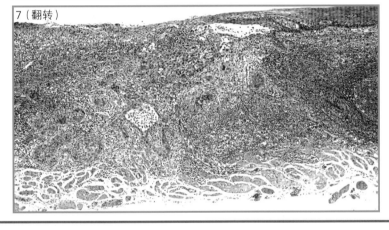

7（翻转）

总结　　主要血管的阅片结果是多样的。虽然 A/B 是 JES 分类 A 血管，C/D 是 R 血管，E/F/G 是 JES 分类 B2 血管，但 E 也提出了是 B2 型，G 提出了 B2i 的新概念。H 是非肿瘤性血管，I 是 JES 分类 B2+B3。总结起来，A/B/E/G/H 认为是炎症引起的血管变化和阅片结果，是不反映浸润深度的血管，诊断为非癌或 T1a-EP/LPM。病理组织学观察也发现高度炎症，没有 SCC 暴露，深部存在癌巢。通过 NBI 放大观察，可以看到很多细小的血管重叠在一起，呈现出深棕色 IVBC 典型的内镜像。可以认为这是 JES 分类中的 A 血管，有的专家提出新的概念及立场，也有人认为不归于 JES 分类中。随着今后病例的累积，如何认知这种特征性的血管，会变得更准确。另外，口侧的血管直径约为肛侧的 3 倍，在定义上 JES 分类 B3 血管也存在相同的可能性。

（平泽 大）

首先，在这次的阅片会的讨论中显示出了极限。提出的 8 个病例具体是 T1a–LPM5例，T1a–MM2 例，炎症 1 例，很遗憾没有 SM 病例，没能进行侵入深度深的病例讨论。还有，图像的阅片是基本中的基本。很抱歉包含了像在病变表面有阻碍诊断的物质，如被剥掉的上皮，这种不应该用于阅片的图像病例，尽管如此，还是要万分感谢所有阅片的医生。

在这次的阅片会中凸显出 2 个问题：

①在 B1 血管和 B2 血管的鉴别中意见分歧的病例多。

② B2 血管有多种变化，每个变化都有各自的意义。

关于①，这次的病例是中 EP/LPM 和 MM/SM1 的鉴别成为问题的病例多，据推测是因为在肿瘤周边有些伴有炎症的附加因素。

另一方面，关于②是在阅片中出现的 B2、B2i 等新分类和延长的 B2 样血管，从 B1 血管向 B2 血管的过渡像等这样的评语，是基于阅片者在浸润深度和组织构建等方面的经验，提示今后有必要进行亚分类。

作为由于经验的不同而产生的差异，初级者是忠于基本的阅片，随着逐渐变成高级者，虽然基础也很重要，但是也能够理解其局限性，有依据经验加以修改的倾向。

日本食管协会放大内镜分类是简便且通用性强的分类方法。但目前针对 B2 型血管分类很难直接通过简单的观察进行准确诊断。因此本书阅片会讨论的是重视分类方法的准确性而放弃其通用性还是继续保持其简便性和通用性。

（平泽 大、小泽 俊文、海崎 泰治）

2018 年 9 月的例会

田中 信治[1]　　吉永 繁高[2]

[1] 広島大学大学院医歯薬保健学研究科
　　内視鏡医学
[2] 国立がん研究センター中央病院内視鏡科

　　早期胃癌研究会例会于 2018 年 9 月 19 日（周三）在笹川纪念会馆 2 楼国际会议厅召开，主持人田中（广岛大学医药保健学研究中心的内镜中心）、吉永（日本癌症研究中心内镜中心），病理由九岛担任（滋贺医科大学临床检验科）。会议期间还举行了 2017 年度"胃和肠"的获奖表彰仪式。

　　【第 1 例】 40 岁，男性。黑斑 – 息肉病（病例提供：大阪国际癌症中心消化道内科 岩上裕吉）。

　　无主诉。山崎（岐阜县综合医疗中心消化内科）负责阅片。上消化道内（esophagogastro-duodenoscopy，EGD）显示胃体下部前壁可见 2～3cm 大小隆起性病变，表面呈分叶状，边缘呈陡峭坡状隆起，诊断为癌（**图 1a**）。部分深度虽为 SM 但仍诊断为早期胃癌。染色后模糊区域

更清楚，由于充气后变扁平，因此诊断为表浅病变。虽然本例缺乏不规则结构，但观察仍然是胃癌，诊断为高分化腺癌。作为鉴别诊断，列举了黏液丰富的胃型的腺瘤。

　　在 NBI（narrow band imaging）放大图像中，山崎称，呈现出与背景黏膜相同的规则的黏膜改变（**图 1b**），因此不考虑是上皮性肿瘤，而诊断为黑斑 – 息肉病等的错构瘤性病变。平泽（仙台后生医院消化内科）称，由于表面缺乏变化，肌层是存在的，诊断为肌层的肥厚或是存在于黏膜下层的病变，首先考虑是淋巴增殖性疾病。小泽（综合犬山中央医院消化内科）称，虽为上皮下肿瘤，但不在黏膜下，而是紧贴在上皮下，软组织病变呈结节状存在。作为 4cm 大的胃息肉，实施了内镜黏膜下剥离术（endoscopic submucosal Dissection，ESD）。

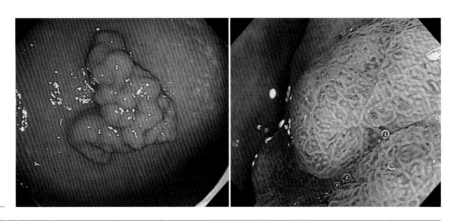

1a | 1b

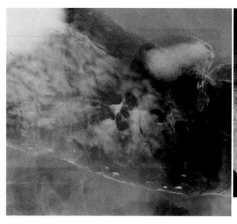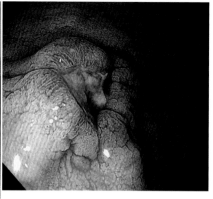

2a | 2b

北村（大阪国际癌症中心病理、细胞诊断科）负责病理解读，隆起部分的成分无异型性，也无明显的边界形成。另外，隆起部分和背景黏膜的固有腺体和腺窝上皮的比率没有差异。病变中央的表面凹凸不平，出现以肥厚的黏膜肌层和增生的肌纤维为中心，两侧覆盖着肥厚的黏膜，虽然最终诊断为黑斑－息肉病，但最初考虑为黏膜脱垂性息肉。（独协医科大学埼玉医疗中心病理诊断科）称，黑斑－息肉病与错构瘤性息肉最接近。八尾隆史（顺天堂大学医学部人体病理病态学）评论称是局限性肥厚性胃炎。菅井（岩手医科大学医学部病理科）、渡边（PCL JAPAN 特别顾问）评论称，与黑斑－息肉病相矛盾，是一例在病理学上存在意见分歧的病例。

【第2例】 70岁，男性，氨甲蝶呤相关的淋巴增殖性疾病（methotrexate-associated lymphoproliferative disorder，MTX-LPD）（病例提供：岩手医科大学医学部消化内科川崎启祐）。

无主诉。吉村（济生会福冈综合医院消化道内科）负责阅片。上消化道 X 线造影中，确认胃体中部大弯处有花瓣状的透明影像及顶部有棘状边缘的钡剂增厚区域，口侧的褶皱集中（**图2a**）。而且，伴有凹陷的溃疡中也有透明影像、凹凸不平的肿瘤性病变，诊断为癌。侧面呈弧状变形，诊断深度为 MP 以深，类似于以低分化型腺癌为主体的 0-Ⅱc+Ⅲ型进展期癌。

上消化道内镜（esophagogastroduodeno-scopy，EGD）显示，在胃体中部~胃体下部大弯处有被非肿瘤上皮覆盖的隆起病变，由于顶部溃疡边缘口侧的再生上皮和肛侧的增生不同，诊断为伴随癌（**图2b**）。溃疡的边缘与透视相比，缺乏不规

则性，与通常的上皮性恶性肿瘤不同，所以应与 NET（神经内分泌瘤）相鉴别。

在 NBI（narrow band imaging）放大图像中，发现在凹陷边缘存在一部分无结构的扭曲的血管，初步认为是上皮实性肿瘤，诊断为低分化癌。上堂评论称（大阪国际癌症中心消化道内科），隆起表面的腺窝上皮仍保留，只有肛侧的血管有部分扩张，肿瘤浸润至上皮下。

在超声内镜检查 EUS（endoscopic ultra-sonography）影像中，吉村称发现回声不均一的低回声肿瘤，比起诊断为实性肿瘤，诊断为纤维增生的低分化癌更为合适。长南（仙台厚生医院消化内科）评论称，这是向实性发育的停留在黏膜下层、回声水平均一、细胞成分丰富的肿瘤。

永冢（岩手医科大学医学部病理诊断科）负责病理解读。活检病理标本图像中，黏膜固有层有中~大的异型淋巴细胞弥漫性增殖，在免疫染色影像中诊断为弥漫性大 B 细胞淋巴瘤（diffuse large B-cell lymphoma，DLBCL）。川崎解释说，在全身检查中病变仅局限于胃部，且口服氨甲蝶呤（methotrexate，MTX）治疗类风湿性关节炎，因此考虑为氨甲蝶呤相关的淋巴增殖性疾病（MTX-associated lymphoproliferative disorder，MTX-LPD），停用 MTX。2 个月后病变消失，形成瘢痕，活检未再发现异型淋巴细胞，故诊断为 MTX-LPD。二村（福冈大学医学部病理学讲座）评论称，虽然综合判断应诊断为 MTX-LPD，但仅从病理上诊断，考虑为 DLBCL 较多见，是一例诊断经过非常富有启发的病例。

【第3例】 50岁，男性，胃原发性滑膜肉瘤（病例提供：国立癌症研究中心中央医院内镜

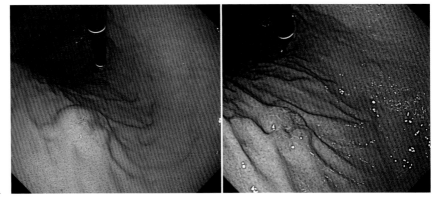

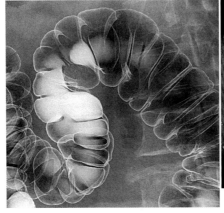

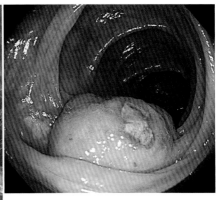

3a | 3b

4a | 4b

科川岛 一公）。

主诉为食欲不振，胃灼热。前田（仙台厚生医院消化内科）负责阅片。在上消化道内镜（esophagogastroduodenoscopy，EGD）图像中，发现胃体中部前壁一大小约 15mm 黏膜下肿瘤（submucosal tumor，SMT）样的隆起性病变（图 3a）。隆起边缘坡度平缓，顶部发红且有浅凹陷。用钳子压迫可见上皮和病变间有间隙，考虑病变主要位于黏膜下层，与神经内分泌癌 NEC（neuroendocrine carcinoma），神经内分泌瘤 NET（neuroendocrine tumor）等进行了鉴别诊断。

上堂评论称（大阪国际癌症中心消化内科），NET 和 SMT 样胃癌表面黏膜有光泽，考虑是黏膜下异位胃腺。5 日后的 EGD 图像中，前田阅片后称，肿瘤变小，表面有活检斑痕（图 3b）。考虑到通过活检后肿瘤变小有液体成分残留的可能性，阅片后考虑是黏膜下异位胃腺。活检后 6 个月的 EGD 影像中，前田阅片后称在 NBI（narrow band imaging）影像中虽无上皮性变化，但病灶凹凸不平应考虑肿瘤性病变，从腺管的扩大来看，应考虑病灶主要位于上皮下的 NET、NEC 的可能。长南（仙台厚生医院消化内科）评论称，SMT 是柔软的，应考虑是脂肪瘤和黏膜下异位胃腺，因黏液漏出而缩小。

在 EUS（endoscopic ultrasonography）的影像中，前田阅片称，第 1 层完整，第 2～3 层内部回声不均一，有低回音的成分，病变主要位于上皮下到黏膜下层，很难诊断。在活检中发现梭形细胞，肿瘤性病变也不能否认，实行腹腔镜与内窥镜联合手术（laparoscopy and endoscopy cooperative surgery，LECS）。

川岛负责病理解说。在 HE 染色中，发现从黏膜下层向黏膜固有层单向增殖的梭形细胞。免疫组化提示上皮膜抗原（EMA）阳性，（胶质母细胞瘤缺乏）INI-1 轻度减弱，怀疑基因异常。根据荧光原位杂交（fluorescence in situ hybridization，FISH）法发现突触结合蛋白 SYT 基因重组，因此诊断为滑膜肉瘤。其他脏器没有

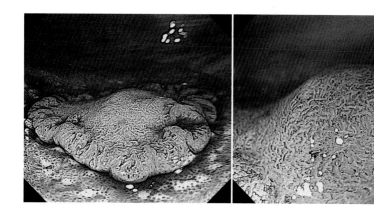

5a 5b

发现病变，最终诊断为胃原发性滑膜肉瘤。九嶋（滋贺医科大学临床检验科）评论称，最后整理病例时考虑，肿瘤下面有扩张的异位胃腺。川岛研究称，滑膜肉瘤会伴有血肿形成和囊胞性变化，在活检中会导致囊胞成分破裂的形态变化。

（吉永）

[第4例] 80岁，男性，大肠血管周围上皮样细胞肿瘤PEComa（病例提供：北社综合医院消化内科 佐野村诚）。

主诉为大便隐血阳性。阅片为佐野村洋次（县立广岛医院内镜科）和江崎（佐贺大学医学部附属医院光学医疗诊疗部）

在X线钡灌肠造影影像（**图4a**）中，发现在横结肠近肝区可见一大小约2cm的黏膜下肿瘤（submucosal tumor，SMT），表面糜烂，为非上皮性肿瘤，考虑恶性淋巴瘤可能。江崎也持相同观点，从硬度考虑为胃肠道间质瘤可能（gastrointestinal stromal tumor，GIST）。齐藤（市立旭川医院消化器官疾病中心）从病变部位考虑脂肪瘤可能。佐野村称，普通内镜（**图4b**）与钡灌肠检查结果一致仍考虑SMT，顶端有糜烂。病例提供者称，病变是有弹性的。佐野村称，在糜烂边缘没发现上皮性肿瘤，还是首先考虑恶性淋巴肿瘤。江崎称，从凹凸不平和NBI（narrow band imaging）表现来看不像胃肠道间质瘤GIST，更倾向考虑淋巴增殖性疾病。齐藤评论称，从普通内镜图像倾向考虑癌。山野（札幌医科大学医学部消化内科学讲座）认为不是癌，考虑是特殊的SMT。小林论述（福冈山王医院消化内科）称，普通内镜图像看上去发蓝，也需与血管瘤相鉴别。藏原（松山红十字医院胃肠中心）补充称，也需要考虑血管性病变。赤松（长野县

立信州医疗中心内镜中心）称，从糜烂边缘的性状很难考虑是恶性淋巴肿瘤。齐藤主张是滑膜癌。

超声内镜检查EUS（endoscopic ultrasonography）影像中，佐野村阅片称，主要位于第2~3层的低回声实性肿瘤，仍倾向是恶性淋巴肿瘤。江崎论述称，从回声水平来看很难考虑是恶性淋巴肿瘤，包括与第四层的连续性来看应该考虑GIST。长南（仙台厚生医院消化内科）也评论称，是GIST不是癌。齐藤称，小探头超声提示回声减弱，无法读出与第四层的连续性。病例提供者提出CT影像中有钙化。另外，活检没有达到组织诊断，实行了外科手术。

九嶋（滋贺医科大学临床检验科）负责主持，江头（大阪医科大学病理学教研室）负责解读。病变是非上皮性间叶系肿瘤，说明是血管周围上皮样细胞肿瘤（perivascular epithelioid cell tumor，PEComa）。具有多分化功能的间叶细胞来源于血管周围上皮样细胞，具有黑色素瘤和间叶系肿瘤的分化能力，免疫组化染色黑色素瘤标记物阳性是其特征。还有论述称良、恶性都有可能，然后继续对病理组织学的表现进行详细解说。

[第5例] 60岁，男性，大肠T1（SM）癌（病例提供：广岛市立安佐市民医院内镜内科 鸥田贤次郎）。

主诉为大便隐血阳性。高丸（国立癌症研究中心中央医院内镜科）和冈（广岛大学医院消化内科）负责阅片。

X线钡灌肠造影影像中，高丸阅片称，直肠上部可见大小约10mm的扁平隆起型上皮性肿瘤。冈评论称，从病变边缘不规则考虑是上皮性

肿瘤，并指出表面中央有凹陷和凹陷内隆起，肉眼类型是 0-Ⅱa+Ⅱc 型。侧面图像未提示 SM 浸润。齐藤（市立旭川医院消化器官疾病中心）阅片称，普通内镜虽然有少许变形，但是没有提示是深部浸润癌（**图 5a**），高丸论述称，色调发红的 0-Ⅱa+Ⅱc 病变，且凹陷内隆起，质硬，凹陷内隆起部分可见ⅢL 型小凹，考虑 SM1 癌症。冈论述称，肉眼型是 0-Ⅱa+Ⅱc 型，大肠侧向发育型肿瘤 – 非颗粒均一型，LST 大肠侧向发育型肿瘤（laterally spreading tumor）– 非 颗 粒 型 NG（non-granular type）、pseudo-depressed type 假凹陷型的形态。随着空气量变化病变形状变形少，考虑 SM 层累及。边缘隆起非肿瘤，凹陷边缘呈棘状，凹陷内为ⅢL ~ Ⅴ型 pit pattern，部分为 Ⅴ型 pit pattern，并指出黏膜内肿瘤成分保持状态下发生 SM 浸润，是 0-Ⅱa+Ⅱc 型的 SM 深部浸润癌。松下（秋田红十字医院消化中心）也发表了相同意见。山野（札幌医科大学医学部消化内科）评论称，凹陷内全部是 V_I 型轻度不整型小凹，病变质硬，考虑 SM 深部浸润癌存在。

NBI（narrow band imaging）放大影像（**图 5b**）中，JNET（the Japan NBI Expert Team）分类为 Type 2B，血管不规则。冈、松下也有相同论述。高丸阅片称，在结晶紫染色图像中，凹陷面是 $Ⅲ_L$ ~Ⅳ型 小凹，部分是 V_I 型轻度不整小凹。冈论述称，凹陷内全部是 V_I 型轻度不整小凹。山野阅片称，部分呈 V_I 型轻度不整小凹。

在 EUS（endoscopic ultrasonography）影像中，高丸阅片后认为，第 3 层保持较好，不支持 SM 深部浸润癌。冈表示，虽然不能指出黏液成分，但 M/SM 边界不整，SM 轻度浸润。齐藤认为是 SM 中等程度浸润（深部浸润）。长南（仙台厚生医院消化内科）也表示了与齐藤相同的意见。

在和患者谈话后，对病变进行完全摘除活检，实行了黏膜下剥离术（endoscopic submucosal dissection，ESD）

深度从病变表面测量是 1521μm，凹陷内隆起部分为浸润部，一次性完整切除，轻度出芽，Ly0，发现一部分在 EVG（Elastica-van Gieson）染色怀疑是 Ⅴ型。

关于浸润深度的测量，虽然仍存在黏膜内癌，但是氨基苯胺染色引起黏膜肌层的破坏断裂，因变形和这一部分存在强烈的间质反应，从表面进行了测量。九嶋称，EVG 染色图像中没有发现疑似 Ⅴ型。海崎（福井县立医院病理诊断科）称，在 HE 染色中其他地方发现 Ⅴ型。关于浸润深度的诊断，海崎、九嶋、渡边（PCL JAPAN 特别顾问）称，可从黏膜肌层的假想线进行测量。八尾隆史（顺天堂大学医学部人体病理学）、菅井（岩手医科大学医学部病理诊断学）称，遵从大肠癌处理原则、大肠癌治疗指南，应从表面开始测量。对此，九嶋、渡边表示，已经将从表面和从肌层的两方面的测量值均进行了记载，并反馈给了临床。最后，金子评论称，本例虽追加了手术，但是术后并没有发现淋巴结转移。

（田中）

编辑后记

海崎 泰治 福井县立医院病理诊断科

在平成最后一年，年初的 3 期连续企划，在继大肠、胃和十二指肠之后最后的特刊是《咽部和食管内镜放大观察的基础与最新发现》。

从食管放大内镜的最初报道开始已经过了 40 多年的岁月。在这期间，通过新设备的开发及 NBI（narrow band imaging）技术等的发展，加上放大内镜的开始使用，食管的放大观察也在临床中广泛普及。2011 年，通过提倡日本食管学会分类（JES 分类），NBI 放大观察分类被统一，简便性得到提高。而且，通过最近内镜的上市和 AI 诊断等的研究，诊断学有可能进一步发展到新的阶段。本书以上述内容为基础，以咽、食管内镜扩大观察的温故知新为主题，以展示"基本和最新知识"为目标。

话虽如此，在我居住的福井县的食管癌患病率却比以前少了很多。在最新的地域癌症统计的数据中（2014 年），粗略计算罹患人数数年间只有 108 人，年龄调整罹患率是 10 万人对 4.8 人（全国平均 9.2 人），差不多是全国的一半。虽然这一点也有研究称是与福井县的预防食管癌发生的生活习惯有关，但是内心一直担心是否是内镜检查时食管癌的漏诊。实际上我们诊断食管表浅癌的经验仍然不足，所以我们也是抱着学习的态度编辑了本书。

首先，作为咽部和食管内镜放大观察的基础，《放大观察必要的基本的病理知识》（河内论文）、《咽部放大观察的基础》（饭冢论文）、《食管放大观察的基础》（竹内论文）、《Barrett 食管癌放大观察的基础》（乡田论文）、《特征性血管所见的分析》（井上论文）、《放大观察的诀窍和局限性》、《与非放大观察有益性的比较》等，对于初学者，包括我在内的以重新学习为目的的人来说，所解说的内容非常有价值。尤其令人印象深刻的是，在饭冢论文中提到的，在咽部的扩大观察中，重要的是在筛查病变阶段的观察，通过减少观察时被检查者的痛苦，可以得出正确的诊断。咽、食管、食管胃接合部都必须在狭窄的空间内进行内视镜观察，所以无论哪个部位都是一样的。

作为目前放大观察的问题点，把焦点集中在不同浸润深度出现的 B2 血管，在平泽论文有被提到。B2 血管有几种不同的表达方式，通过设置亚分类，可以提高诊断精准度。

作为最新的发现，列举了如今备受瞩目的新兴内镜（熊谷论文）和 AI 诊断（由雄论文）。在熊谷论文中针对食管特殊内镜，提出了在鳞癌中几乎不需要活检的数据。

在由雄论文中讨论了应用白光和 NBI 图像进行食管癌观察的 AI 诊断水平与熟练的内镜医生水平相当，不过，如果今后放大观察也被导入的话，也可能有超过熟练的内镜医生诊断的可能。最后，为了确认目前食管放大内镜诊断的地位，以"阅片会"为题目，进行了以食管浅表癌为中心的病例的 NBI 放大观察阅片。阅片是由内镜诊断的初级者、中级者和高级者分别在各自的立场上进行阅片。实际阅片的话会超越教科书的记载，能见到各种对学习非常有用的小贴士。

由于咽部和食管内镜放大观察是完全没有组织构造的观察，只是血管构造的诊断，因此对平时不用血管构造诊断的病理医生的我来说是很陌生的，但是通过本书，熟悉感油然而生。对内镜医生来说，这是目前最优秀、最新的咽部和食管放大内镜的教科书。

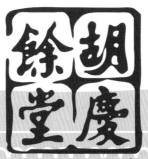

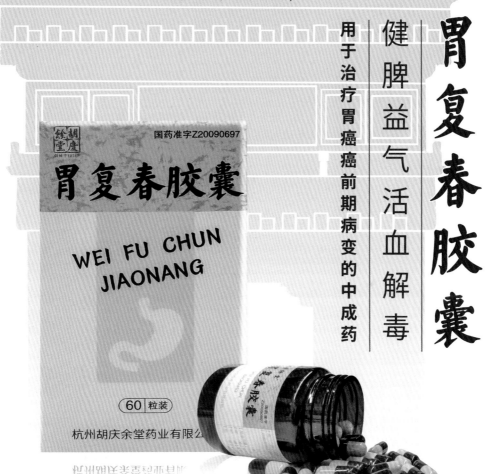

创始于1874年

用于治疗胃癌癌前期病变的中成药

健脾益气 活血解毒

胃复春胶囊

国药准字Z20090697

胃复春胶囊

WEI FU CHUN JIAONANG

60 粒装

杭州胡庆余堂药业有限公司

【成　　份】红参、香茶菜、枳壳(炒)
【功能主治】健脾益气,活血解毒。用于治疗胃癌癌前期病变、胃癌手术后辅助治疗、慢性浅表性胃炎属脾胃虚弱证者。
【规　　格】每粒装0.35g。
【用法用量】口服。一次4粒,一日3次。
【包　　装】口服固体药用高密度聚乙烯瓶。60粒/瓶,1瓶/盒。
【批准文号】国药准字Z20090697
【不良反应】详见说明书。
【禁　　忌】禁止与含藜芦药物同服。

企业名称:杭州胡庆余堂药业有限公司　　　　　邮政编码:311100
生产地址:杭州余杭经济技术开发区新洲路70号　电话号码:0571-86992277(总机)
传真号码:0571-86993828　　　　　　　　　　网　　址:http://www.hqyt.com
注册地址:杭州余杭经济技术开发区新洲路70号

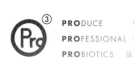